O Organismo é Sábio

2ª. Edição

Luís Peazê

Medicina Oficial
x
Integrativa

Uma briga sem sentido

"...Equilíbrio, desorganização, caos, bioinformação, energia, terreno biológico, reorganização, reequilíbrio..."
Como a arte médica deve trabalhar
neste universo maravilhoso.

PESSOAS & PALAVRAS

CIP - Catalogação na Fonte

P376c   Peazê, Luís

O Organismo Sábio / Luís Peazê, Lisboa:

Pessoas & Palavras, 2021

ISBN 979-86-871-7446-6

1.   Medicina; 2. Saúde; 3. Terapêutica.

Título.

Capa "Criação de Adão"
Fresco de 280cm x 570cm, por Michelangelo Buonarotti por volta de 1511 - teto da Capela Sistina. Na cena retratada no Livro do Gênesis, Deus cria o primeiro homem: Adão.

Cada um de nós deve dar-se conta de que é uma obra de arte singular. Cada médico deveria inspirar-se como um artista diante de um organismo humano.

Dedico esta edição ao meu amor, Helga.

Índice

Bem-vindo a bordo

Bem-vindo a bordo. Ao final da leitura, que tenhamos vontade de um novo encontro; para a sua crítica, talvez, ou perguntas que eu teria o maior prazer de tentar responder, e quem sabe para aprender com a sua experiência também. A ideia deste livro é provocar uma troca de experiências. Colecionei inúmeros episódios observando e anotando informações para artigos e reportagens, sobre a conduta, método de trabalho, comprometimentos corporativos de médicos que seguramente representam o oposto do que seja medicina, o oposto da "arte médica" de acordo com Hipócrates, segundo Aristóteles. Também, por outro ângulo, aqueles médicos inspirados no organismo humano feito um artista que se inspira diante de uma obra de arte; esses dois paralelos me motivaram escrever sobre o organismo humano, precisamente como ele se particulariza em cada um de nós. Como podemos aprender com essa máquina fantástica que se auto suporta há milhões de anos, desde que deixamos de ser unicelulares.

Mencionei auto suporte do organismo porque está provado, pelas descobertas filosóficas e da psicologia que, nossa mente, nosso sistema cognitivo e nosso aparelho neurológico estão num constante aprendizado, desde que nascemos, ou confusos gerando e tentando administrar conflitos que, por sua vez agridem o organismo como um todo, e ele se defende de nós mesmos, além de agressões do meio externo. Esse sistema fabuloso já existe em nós programado para dar suporte a vida num ritmo cíclico, respeitando o milagre molecular de nosso universo celular, onde milhões de células inteligentes se multiplicam e morrem continuamente desde o início da nossa vida até a morte. Daí o título "O organismo é um sábio" com o qual só temos a aprender, em vez de abordá-lo como quem fará uma intervenção, como se ele possa estar, em algum momento, procedendo equivocadamente. Veremos ao longo do livro como ocorre o desequilíbrio desse organismo e a única forma de restabelecê-lo é através de uma "mentalidade de saúde" onde haja mais perguntas do que respostas prontas.

E a primeira regra de uma "mentalidade de saúde" é não ter medo de perguntar a si mesmo, em segredo, se for o caso, e ter coragem de procurar a resposta. – **O que eu estou fazendo de errado, contra o meu próprio organismo?**

Relato agora uma experiência própria. Desde criança tenho um fascínio secreto pelo sol e isto me veio à mente para desenvolver o início deste livro. Sempre tive a curiosidade de saber o que haveria no sol, do que o sol seria feito, como acontecem as coisas por lá, ou não acontece nada, ele ficar queimando sem parar no universo. Durante bilhões de anos? Queimando o quê, e não apaga? Perguntas tolas que qualquer livrinho de física responde e, de fato, tudo começa pela existência do hidrogénio, a substância mais abundante do sol e um dos símbolos da vida em nosso planeta. - Como os estudiosos – não gosto da palavra cientista – descobrem e constroem provas dessas coisas?

Isso me remete ao físico americano Richard Feynman (1918 – 1988), Prêmio Nobel: "O primeiro princípio é: não se deixe enganar – você é a pessoa mais fácil de ser enganada". A este pensamento ambíguo e convidativo, relembro outro tão sugestivo quanto e do mesmo autor, para tudo o que seguirá adiante: "A natureza usa apenas os fios mais longos para tecer seus padrões, e cada pedacinho de seu tecido revela a organização de toda a sua tapeçaria."

E porque haveríamos de questionar a natureza, contrariá-la, criarmos conceitos que antagonizam com a forma magnífica e sublime da natureza tecer suas regras e tudo o que nos rodeia. Por exemplo, as flores trocam de cores para atrair os insetos e pássaros que por sua vez as polinizam, então aqueles pequenos animaizinhos reconhecem feixes de energia, espectros de luz, cor? Estaríamos também envolvidos nesta linhagem de seres que naturalmente sabem coisas, antes mesmo de existirem, isto é, vêm para o mundo com padrões de sabedoria instalados em suas ínfimas partículas, células, se preferir?

Pretendo trazer à tona e dentro de um contexto maior uma afirmação subestimada, e muitas vezes até ignorada, pelos ditos "cientistas" ou médicos da medicina hegemônica corporativa institucionalizada – protegida – pelos grandes conglomerados, ou investidores das bolsas de valores: qualquer coisa, pensamento, droga ou intervenção, que contrarie as leis da natureza, ou seja, uma agressão à vida, está errada. Assim, para mergulharmos no nosso assunto aqui, a filosofia de Hipócrates, "primeiro não lesar", deve ser não apenas uma frase bonitinha que todo médico ufanista adota ao celebrar o seu diploma na faculdade, ela deve ser um mantra para a vida toda.

Não deixaremos de observar com muito respeito as abordagens classificatórias, tais como o que define, por exemplo, a especialidade "medicina intensiva" e o rol enorme que inclui a "reumatológica", a "dermatológica" e por aí afora, mas queremos anotar exatamente aqui uma problemática negada pela medicina como um todo, de não tratar o organismo humano como um todo, o tempo todo. A redundância é proposital, para incentiva a releitura e reflexão...

Poderíamos acrescentar que a realidade precede o conhecimento. Transpondo essa concepção para a medicina, poderíamos dizer que toda a produção de conhecimento que estiver em desacordo com os princípios da vida, com as dinâmicas que mantêm a vida, está errada. E, como a vida do ser humano é um produto do universo e da natureza, podemos dizer que quando um conhecimento está em desacordo com os processos da natureza, certamente ele está errado.

Este é o fio condutor do que será apresentado neste livro. Que seja um painel exibindo o quanto a medicina oficial está afastada da ideia de natureza. Tornou-se uma apologista das vias antinaturais, quando sucumbiu à terapêutica com substâncias químicas estranhas ao organismo (quimioterapia). Tornou-se refém da Indústria Farmacêutica, inventora de drogas e voltada para o capital, antes da saúde), que depende da Indústria Química dos "princípios ativos" (capitalista da produção de matéria prima), que depende da Indústria Farmoquímica, fornecedora desta última... Ora, são parte de uma só indústria, quando tratam do organismo humano. A medicina dependente dessa indústria desvinculou-se completamente da noção de equilíbrio e subverteu a noção ampla de suporte à vida para uma noção irresponsável com as consequências. Uma medicina que prefere o conceito de "doença" ao conceito de natureza.

Por falar nisso, doença assim como lixo são conceitos abstratos de coisas inexistentes. Lixo é algo que não existe, assim como doença. Você já viu uma doença? Certamente já viu algo que se acostumou a ver como lixo. Mas este não passa de um conceito natimorto, pois o que existe é matéria descartada, ou mal descartada, não utilizada, preterida de seu valor. O que existe, no lugar deste conceito equivocado de lixo é a ignorância do ciclo da vida de tudo, da possibilidade de circulação, de reinserção no ciclo de vida de algo, ou de reaproveitamento em outros ciclos, adaptação em outros processos e sistemas, quer produtivos, quer utilitários e não raramente alimentares, sim, medicinais e estéticos também. Não seja tolo, quando descartar algo que não queira, num recipiente com um rótulo "lixo". O faça consciente de que apenas decidiu não ir adiante com aquela coisa no seu ciclo natural potencial de utilidade ou vida mesmo.

Não menciono o lixo por acaso, pois vamos tratar do lodo, ou lixo (alimentação errada, que começa pelo bolo alimentar, a propósito, mal mastigado), que transportamos em nosso estômago, em todos o nosso aparelho digestivo, mais ainda, em nosso terreno biológico.

Felizmente tive sorte ao aceitar este novo conceito de descartável, no lugar de lixo, porque na infância tínhamos "lá em casa" um hábito ecológico antes mesmo dessa palavra tornar-se coqueluche, moda, "in", tendência, e necessidade vital para os seres vivos neste planeta que, ao contrário do apregoado por alguns, não corre o risco de acabar pelo aquecimento global ou poluição, somos nós que corremos o risco de não suportar a vida sob tamanha concentração de desleixo ambiental. Aliás, um dos maiores problemas de nossa civilização, a começar pelos dicionários que mantêm a etimologia equivocada do registro "descarte" e "reciclar", até as ilhas oceânicas de resíduos descartados pelo homem flutuando nos grandes vértices.

Nada, absolutamente nada era descartado com perda total, lá em casa. A horta ganhava o adubo natural de orgânicos que acumulávamos num buraco que meu avô cavava, e eu ajudava como brincadeira de infância. Tudo era ocasionalmente revirado para arejar e aos poucos ia tornando-se com a aparência de uma terra fresquinha, iam nascendo minhocas que eram colhidas em latas para o pai pescar. O cisco, da varredura do pátio, que acumulava folhas, bolinhas, sementes e flores das árvores e plantas do jardim, também ia para o tal buraco. A comida que sobrava, ou restos de pequenos ossinhos e peles, cascas e restos de alimentos envelhecidos iam para um latão com água, transformados em "lavagem" para os porcos, cujas fezes também serviam de adubo. Ossos maiores eram separados numa caixa maior, junto a outras caixas onde eram selecionados vidros, metais e papéis. Ora, não havia caminhão do "lixo" onde eu morava naquela época, anos 60 e 70, e, se houvesse, não retiraria nada lá de casa. Sem mencionar que algumas coisas serviam de combustível para o fogão a lenha, assim como as penas de galinhas que serviam de enchimento para os travesseiros, acolchoados e almofadas. É certo que havia pouco plástico naquela época, mas eu lembro que o pouco que havia, tampinhas de vidros e garrafas, por exemplo, eu utilizava para derreter e produzir botões, para os meus times de botões de mesa e outros brinquedos. Todos os meus brinquedos eram feitos à mão, com material reutilizado lá de casa. Mas e sobre a minha saúde? Você deve perguntar, como era o cuidado com a saúde, já que voltei ao passado.

Éramos pobres, meus avós e pai haviam migrado da zona rural para perto da grande cidade, mas conservaram o bom hábito de tentativa de autossuficiência. No inverno era proibido ficar doente, assim como no verão ou em qualquer outra época. Praticava-se lá em casa a "medicina de prevenção", eramos do futuro.

Deste modo, para cada época havia um tipo de alimentação ou reforço contra resfriados, gripes e as ditas doenças por faixa etária, segundo o conhecimento e tradição oral tradicional: sarampo, catapora, inflamação de garganta, dor de barriga, dores nas juntas, nos quadris, lombares, coisas de crianças, adultos, grávidas e idosos. Assim como havia "remédios" caseiros ou nem tanto para cada enfermidade ou prevenção. Fico espantado até hoje quando lembro que bebia colheradas de Bálsamo Alemão, um líquido fedorento que era guardado fora de casa de tanto que fedia, entre as ferramentas no depósito improvisado, perto do chiqueiro. Isso aconteceu entre os meus 8 e 11 anos de idade. Lembro também que bebi muitos vidros de Emulsão Scott, Biotônico Fontoura e o elixir do qual brinco até hoje ter sido a razão de eu ser meio parecido com o Hulk, o super- herói de quadrinhos: eu bebia colheres de óleo de capivara. Acredite e por favor NÃO COPIE! – Para encerrar a paisagem comportamental com relação aos cuidados da saúde, até certo ponto risível, lá em casa, quando eu tinha algum ferimento, o que era exatamente 100% do tempo, eu me machucava sem parar, por todo o corpo, cotovelos, dedos dos pés e mãos, joelhos, ombro, eu vivia caindo de árvores, em pedras, ou em acidentes tentando construir brinquedos arrojados como carrinhos de rolimã para descer lombas, arco e flecha, espingardas de borracha e por aí afora: as feridas eram curadas com erva-mate tópica, e acredite mas também por favor NÃO COPIE, uma vez eu mesmo coloquei "esterco seco de vaca" num ferimento no braço e não somente curou rápido como não tenho cicatriz para provar.

Tendo tido esta infância curiosa, no aspecto cuidado com a saúde, mais tarde vivendo como gente normal na cidade, em vários países por falar nisso, incluindo Estados Unidos, Austrália e Portugal, foi inevitável o aprendizado com a civilização e aqui estou trocando experiências sobre medicina.

Em pleno início do século XXI devemos aceitar que a medicina oficial tenha avançado, assim como ela desviou-se da sua rota original, da natureza. Quer dizer, não deveríamos estar hoje bebendo óleo de capivara e guardando um remédio fedorento num depósito de ferramentas, mas isso não quer dizer que não houve uma rota alternativa e natural para seguir, inspirada nas origens da medicina que não lesa o corpo humano, que não tenta competir com o organismo humano.

A física newtoniana e os métodos cartesianos produziram sim conhecimentos que permitiram e ainda permitem avanços e contribuições para a humanidade, embora estejam superadas pela física quântica e mesmo assim continuam úteis. Mas, quando se avança orientado por saberes reducionistas, ou departamentalizados, se esbarra nos seus próprios limites.

O problema é que o saber e a prática estão organizados institucionalmente, como no caso da Ordem Médica. Vigora aqui outra dinâmica e, assim, os limites, as insuficiências, as falhas, os erros, não são percebidos ou, se percebidos, perdem importância diante de alguns aspectos aparentemente positivos. Mais do que isso, a vida moderna está submetida a um processo de medicalização radical. É tímido o movimento social crítico de base cultural à medicina oficial. O aparelho de estado, através das suas agências, tende a impor o modelo único alopático, com restrição ativa às demais medicinas e terapêuticas. O arcabouço corporativo e institucional mantém-se com um arsenal de guerra capitalista difícil de ser vencido pelas medicinas alternativas, integrativas.

Desse modo, na prática, o cidadão perde a sua liberdade de escolha terapêutica. É preciso chamar a atenção da sociedade de que a liberdade de escolha terapêutica é uma questão democrática, que evolui para além dos direitos políticos e de economia. Para viabilizar a liberdade terapêutica é necessário que haja produção de conhecimento e oferta de serviços no campo das medicinas não oficiais. Não adianta haver liberdade e o cidadão não conseguir exercitá-la. Nas democracias mais avançadas já existe essa consciência e os setores interessados fazem alianças sociais (usuários e profissionais) no sentido de viabilizar o seu direito de escolha terapêutica.

Não deve a medicina alternativa ou integrativa reivindicar qualquer "monopólio da verdade", pelo contrário, penso que deva emancipar-se para mudar o paradigma da doutrina oficial médica, mostrar que qualquer conhecimento é parcial e, felizmente, está sempre evoluindo. Que qualquer conhecimento é uma construção da cultura e tem o seu paradigma, concepção, ideologia. Daí o subtítulo eu sublinhar "uma briga sem sentido". Não existe uma só medicina, mas várias medicinas e sistemas médicos, porque temos várias culturas e uma pluralidade fenomenal de pensamentos na evolução da humanidade. Não deve haver também qualquer pretensão em desmontar ou demolir o grande edifício da medicina ocidental contemporânea, que se expandiu para todo o planeta. É suficiente mostrar o elo essencial perdido da arte da medicina, os limites dessa doutrina e indicar possíveis abordagens tão acessíveis quanto eficientes na sua aplicação. Mas, se tivermos que apontar um deliquente num dado cenário contencioso entre uma medicina contra a outra, este é certamente o mau médico, o médico tosco, arrogante, pseudointelectual, ambicioso, rico em virtudes contrárias à vida, à natureza.

A medicina é uma arte

Quando criei a pergunta a seguir, em outro texto publicado abordando o elo perdido da medicina, eu mesmo me perguntei por onde começar para falar sobre o início da vida, de seres humanos, intrínsecas aqui as leituras de teorias evolucionistas, de dois autores marcantes, Darwin e Mendel, entre muitos, e as fabulosas histórias da mitologia. Perguntei-me, ora, que tal começar pelo sexo – no exato momento do clímax – como ponto de partida para discutir a medicina? A ciência já especula que ele não será mais necessário para o surgimento de uma nova vida humana, o instante mágico da fecundação convencional, mas isso não seria apenas uma forma de sexo artificial entre dois gametas? Antes, porém, uma afirmação para nortear o nosso caminho, mais uma vez: o organismo é um sábio. Deve-se ter respeito por ele, para querer entendê-lo. A pior ameaça que o nosso organismo pode sofrer é uma intervenção externa do próprio homem com suas invenções, sem a consciência de que o organismo sempre faz o melhor para si mesmo, pois está programado há milhões de anos para manter a vida. A doença, interesse central da medicina, e o sofrimento são as melhores respostas do próprio organismo a uma ameaça imposta a ele e aos médicos cabe desenvolver a consciência desses fatos com humildade, pois o organismo é mais sábio do que qualquer medicina.

Essa fantástica máquina que é o nosso organismo começa a morrer no momento em que nascemos. Morremos aos poucos, como se o organismo humano trabalhasse à beira de um precipício, e a plenitude da vida existiria, neste caso, somente no curto espaço de tempo do êxtase, no acasalamento. Curiosamente, neste momento, homem e mulher perdem a conexão com o mundo terreno, transcendem para um lugar atemporal. Podemos chamar esse lugar de felicidade plena, daí, talvez, a nossa procura pelo orgasmo – ou prazer insustentável. Ao encontrá-lo, haveria a abdicação total ao trabalho e a perda do medo de cair num abismo. Hora em que o poeta, menos soturno do que Nietzsche, dentro de nós diz: "morrer um para o outro". Mas essa é outra história...

Outro momento de vida plena seria o acontecimento fantástico da fecundação. No instante seguinte, já seríamos apenas uma onda se formando e prestes a desabar. Ambos os momentos são demasiadamente breves. Fora desses lugares a vida é um espaço maravilhoso de oportunidades, enquanto o organismo humano fica sujeito a toda sorte de interação, interna e externa. Trabalhando sem parar, suscetível ao estresse e ao adoecimento que são combatidos por um poderoso sistema integrado de defesa: o sistema neuroimunoendócrino; "neuro" do sistema neurológico; "imuno" de imunidade; e "endócrino" de glandular. Esse sistema transcende as eras, desde o começo da vida humana no mundo. Conhecimentos cumulativos e influenciados por ressonâncias diversas e adversas.

Interpretar esse organismo incrivelmente complexo, dinâmico e individualizado é o que se chamou de arte médica. Aqui, poderíamos apontar a primeira hipótese do elo perdido da arte médica ou, melhor dizendo, um elo ideal que nunca existiu: o médico tratar de não doentes. – Como um advogado que está a dar conselhos, ler contratos antes de serem assinados, e não necessariamente defender clientes em situação litígios, ataque ou algum dano pregresso. Talvez esta seja uma revolução a se impor sem demora: uma medicina que trata de não doentes, que faz prevenção, que faça a manutenção de uma "mentalidade de saúde".

Desta forma, o bom médico, o bom artista da medicina é aquele que se encanta diante de cada organismo humano, desse mistério que é a vida em franco progresso. Mas, em um determinado momento histórico de nossa civilização, o médico perdeu contato com essa arte, rompeu o elo principal, perdeu mesmo o interesse por ela, passou a dedicar-se ou delegar seus poderes em detrimento dos seus dons, à ciência, coisa menor, ainda que fabulosa também, a injunções políticas, sociais, epistemológicas e deontológicas – a propósito, tudo isso tem se desenvolvido, a partir do século XX, baseado numa visão simplista, parcial de Kant, em "Crítica à Razão Pura".

Historicamente, a medicina sempre manteve uma relação estreita com a noção de natureza. Do século IV A.C. até o século XVII D.C. a medicina mantinha uma relação essencial com a noção de natureza. As medicinas tradicionais Chinesa e Indiana-Ayurveda, eram sistemas de correspondência, isto é, extraíam os ensinamentos da natureza e os transportavam para a percepção do funcionamento do organismo humano. Ainda não podíamos falar de organismos naquela época, mas falava-se de outra forma, buscava-se entender o macrocosmo e daí transferia-se essa compreensão para o microcosmo, o "homem". Felizmente, hoje continua sendo possível praticar as medicinas tradicionais. A correspondência do que se vê no macrocosmo para o microcosmo, inclusive com muito mais recursos do saber moderno pois, ao contrário da deontologia hegemônica, a medicina integrativa, que integra conhecimentos e saberes, ao contrário da medicina industrializada, não ignora os descobrimentos científicos, apenas os contextualiza em cada indivíduo. Por exemplo, você que é homem não sabe o que é extirpar um útero – por que ali pode haver, segundo sua estatística a tendência hereditária de um câncer – aproveitar e arrancar os ovários considerados, neste caso, sem mais função alguma. Você talvez nem sinta na pele o que é extirpar os próprios testículos, porque não acredita que a sua próstata irá adquirir um tumor maligno. Mas você que é mulher sente o corpo arrepiar só de ouvir isso – embora talvez nunca se tenha perguntado – o porquê de a ginecologia, por exemplo, ser uma especialidade dominada pelos homens. Da mesma forma, você é orientada a submeter os seus seios, além do desconforto e dor, ao bombardeio de raios X, periodicamente, sem questionar se há outro método de vigiar a saúde de suas mamas. Ou ainda, basta uma consulta médica, com ou sem sintoma algum aparente e crianças, jovens, adultos e idosos de ambos os sexos são encaminhados cada vez mais para laboratórios e clínicas de exames radiológicos e eletroeletrônicos que demandam contrastes de substâncias químicas, algumas tóxicas, circulando no nosso organismo. Sem falar do custo em dinheiro. Porque o médico, como mediador entre a natureza e o organismo, perdeu o lugar para a medicina como ordem médica. A medicina perdeu para os equipamentos e laboratórios, estes, para a tecnologia, e esta, para a indústria e o capital.

"... gravidades atenuadas banalizam o absurdo no cotidiano da existência coletiva. Perdemos a noção do que é grave, do quanto agredimos nosso organismo, e como deixamos que outros o fazem por nós."

Tomemos a Endoscopia que é olhar para dentro, no caso, do corpo humano. Na prática, significa enfiar um tubo pela boca, nariz ou reto, com o objetivo de produzir imagens eletrônicas, padrão, para posterior interpretação também padrão. Uma mangueira preta é introduzida pela garganta e esôfago adentro até quase a saída do ânus, a ponto mesmo de fotografar o esfíncter pelo lado interno, mas você deve receber, primeiro, uma dose de anestesia intravenal (este é o protocolo). Neste caso, a la Aldus Huxley, você experimenta uma leve dose de benzodiazepínico (na forma Midazolam, uma das três drogas utilizadas nos Estados Unidos no coquetel de execução de penas de morte), com o objetivo de atenuar a memória imediatamente pré operação endoscópica (para evitar dor, na execução da pena de morte também), combinada com uma dose de Petidina, depressor do sistema nervoso central, tão popular entre os médicos quanto qualquer outra banalidade ou *hashtag*. Apenas, a diferença é que essas drogas têm poder de lesar o corpo humano, o indivíduo. Uma produz perda temporária de memória, amnésia, a outra atua nas funções neuro-orgânicas sujeitando o corpo do paciente momentaneamente ao que interessa no tal processo eletro-mecânico de endoscopia, entre outros. E isso não é tudo, os efeitos potenciais dessas drogas (e agressões eletromecânicas) são abomináveis.

Façamos um vôo panorâmico, além do consultório médico e do laboratório clínico de exames indicados por um determinado médico. Leiamos o que diz um "press release" que como jornalista recebi, entre tantos outros: "A AMDD - American Medical Devices and Diagnostics Manufacturers' Association (Associação Americana de Dispositivos Médicos e de Diagnósticos) foi estabelecida em 01/04/2009 como uma organização independente para imprimir velocidade e eficiência na advocacia de interesses de empresas anteriormente representadas pelo Sub Comitê de Aparelhos Médicos e Diagnósticos da Câmara Americana do Comércio no Japão (ACCJ), (...) inclui acompanhamento e recomendações para escalões de governo e projetos de lei (...)"

Há uma linha muito fina, um espaço muito pequeno que separa Leo Sternback (filho de farmacêutico, descobridor de benzodiazepínicos, empregado pelo Lab. Roche) e Severin Schwan, atual (2021) presidente do conglomerado Roche (fabricante do Midazolam, que mata condenados a morte) dos pacientes ingênuos e a[m]nestesia os pacientes com sensações de azia, certamente, ignorantes.

Mencione-se o fato de Leo Sternback ter descoberto acidentalmente os efeitos dos benzodiazepínicos (1955); os executivos da Roche resolveram fazer testes em suas sogras e em onças do zoológico de New Jersey. Um jornal de fofocas, de Londres, sucessor do the Tatler (inventor do gênero Crônica – "Crônico, a história da gênero crônica", um de meus livros) publicara na época artigo irônico com a seguinte manchete: "Veja o que a nova droga mágica descoberta pela Roche fez com as onças, imagine o que estará fazendo com as sogras dos executivos da empresa".

"Há uma Pandemia de Diagnósticos..."

"O que nos faz ficar doentes é a epidemia (pandemia?) de diagnósticos", segundo o Dr. H. GILBERT WELCH da Universidade de Berkeley. "Estamos mais longevos do que nunca, no entanto estamos cada vez mais sendo diagnosticados como doentes. Como isso pode acontecer?" - continua ele em um artigo para introduzir seu livro sobre o diagnóstico e tratamento de dos vários tipos de câncer - "somos os maiores investidores do mundo em recursos para o sistema de saúde. Alguns resultados são produtivos, curam doenças e aliviam o sofrimento, mas também produzem mais diagnósticos, uma tendência que tem se tornado uma epidemia."

Uma fonte desta epidemia é a "medicalização" da vida diária. A maioria de nós experimenta sensações físicas ou emocionais desagradáveis e, no passado, essas sensações eram consideradas parte de nossas vidas. Entretanto, cada vez mais essas sensações vêm sendo consideradas sintomas de doenças. Experiências cotidianas como a insônia, tristeza, dormência nas pernas e falta de desejo sexual hoje são diagnosticadas assim: distúrbio do sono; depressão; síndrome das pernas irrequietas e disfunção sexual. E claro, stress, com toda a razão. E é possível que a maior preocupação seja a medicalização da infância. Se as crianças tossem após se exercitarem, elas têm asma; se elas apresentam dificuldade par ler, são disléxicas; se elas são infelizes, é porque estão em depressão; se alternam entre infelizes e eufóricas, têm distúrbio de bipolaridade.

Se, por um lado esses diagnósticos podem beneficiar algumas pessoas com severos sintomas, por outro, deve-se questionar sobre o efeito nas muitas pessoas em que esses sintomas são apenas brandos, intermitentes ou transitórios.

A outra fonte é o esforço em descobrir doenças antecipadamente. Enquanto no passado os diagnósticos eram reservados para doenças graves, ou crônicas, hoje se faz diagnósticos em pessoas sem sintoma qualquer, aquelas com a chamada "predisposição" ou que fazem parte dos "grupos de risco.

A tecnologia avançada permite aos médicos procurarem de modo invasivo por aquilo que possa estar errado. Especialistas vêm expandindo constantemente os conceitos de doença: parâmetros para diagnóstico de diabetes, hipertensão, osteoporose e obesidade têm decrescido nos últimos anos. O critério para colesterol normal tem caído múltiplas vezes. Com essas mudanças mais da metade da população pode ser diagnosticada com doenças.

Muitos de nós somos "predispostos a certas doenças" das quais, na realidade, nunca adoeceremos. Por fim, todos nós estamos em algum "grupo de risco".

O artigo do Dr. Gilbert é impressionante, fiz contato com ele e recebi dois exemplares de seu livro para traduzir. Ofereci a duas editoras que não se interessaram. O Dr. Gilbert conclui que o real problema com a epidemia de diagnóstico é que ela leva à epidemia de tratamento. Mais diagnósticos significa mais dinheiro para a indústria farmacêutica, hospitais, grupos de médicos, advogados e o abominável mercado de seguros e resseguros. Pesquisadores e até as organizações do Instituto Nacional (americano) da Saúde orientadas para doenças asseguram sua estrutura (e financiamento) promovendo a detecção de "suas" doenças.

O arcabouço dessa indústria é ardiloso. Impõe preocupações médico-legais, que alimentam a epidemia. Uma falha por não diagnosticar pode resultar numa ação judicial, embora não haja risco de punição correspondente para o caso da super exposição a diagnósticos, tampouco dos efeitos indesejáveis de certos tratamentos, de radiologia e quimioterapia, por exemplo. Não é todo o tratamento que produz benefícios, mas quase todos podem lesar. Para as doenças severas, essas lesões são relativas dados os benefícios potenciais do tratamento. Mas para aqueles que experimentam sintomas brandos, os malefícios se tornam muito mais relevantes.

Os médicos podem ser falsos amigos dos pacientes sem o perceberem. É imperativo uma nova mensuração da saúde, um esforço de mentalidade de não doença, de reduzir a necessidade de serviços médicos, uma inversão de paradigma, o reencontro com a natureza como referência para a medicina como arte. Ao contrário do que alguém possa pensar, medicina não é ciência, é uma arte. Ciência são os estudos (intermináveis) específicos sobre o corpo humano, a saúde, os males chamados de "doenças".

Mas, é possível um médico maravilhar-se diante de cada paciente (indivíduo), uma maravilha da natureza? Nós mesmos, temos a noção da complexidade espetacular que somos enquanto seres vivos diferenciados? Um princípio de arte e obra divina? O que ingerimos, como nos tratamos uns aos outros, o que fazemos de nossas vidas?

Lamento pela insanidade (prefiro achar que seja insanidade) de muitos seres humanos que se dizem médicos, mas banalizam essa prática ao olhar seus pacientes de fora, de longe, pior, numa folhinha de papel e romanticamente escreverem com letras inelegíveis a prescrição de "exames" laboratoriais, e drogas.

***

Quão distantes da natureza nos tornamos. Não há dúvida, algo está errado neste cenário. Mas onde isso tudo começou, onde foi que erramos? Quando perdemos esse elo com a natureza? Perguntas sugestivas numa época (século XXI) em que constatamos quão adoecido está o ambiente total, o planeta.

Na base da medicina chinesa estão as categorias de percepção do tempo, do ambiente, das influências externas sobre o organismo humano. Um sistema de pensamento que concebe o cosmo, a totalidade e as diferentes expressões dessa totalidade. O Tao que se expressa em todas as coisas.

No pensamento indiano tem-se a consciência superior, ou consciência cósmica, que estaria na origem de todas as coisas.

Na tradição mais próxima de nós, a grega, sobretudo na tradição da medicina hipocrática, que é dita matriz da medicina ocidental, a noção de natureza é apreendida através do conceito de *physis*. Uma noção grega em que se concebiam as coisas pelo movimento, pela sua dinâmica, pela *dinamis*. Os gregos diziam que a "qualidade" das coisas seria melhor percebida no processo, na *dinamis*, no movimento. Não tinham o foco na matéria, mas sim aos movimentos dela e em torno dela. O médico hipocrático, na sua arte, deveria ser um especialista a procurar a identificação, no adoecimento, da dinâmica da *physis*, dinâmica que levaria ao estado de equilíbrio, o movimento próprio do organismo no sentido da cura. Ou o que era a *dinamis* contra natural, ou *dinamis páthos*, dinâmica da influência antinatural. O médico buscava inibir os processos do movimento antinatural e estimular os movimentos da *physis* curativa (natureza *medicatrix*).

Esse conceito ganhou força na época da medicina galênica, do mundo romano, em que quase todo o foco de entendimento médico girava em torno da natureza *medicatrix*, ou seja, a noção da *dinamis*, o movimento de cura, ou de regulação própria do organismo. Esse deveria ser o grande foco de atuação do médico; fortalecer, respeitar, entender, monitorar a dinamis da natureza *medicatrix*, também conhecida como *vis medicatrix naturae*. E essa noção de medicina foi tão forte que determinou a nomenclatura do praticante da arte médica.

Não por acaso, portanto, em inglês, médico é o *physician*, seguidor da *physis*. De outra maneira, em latim, médico vem de mediar, *medicare* (trazer para o meio, para o equilíbrio). Em ambas o médico era o artista, o portador da arte de intermediação entre a natureza e o indivíduo, o ser vivo adoecido. Sempre uma noção de um agente de intermediação, de interlocução, de mediação.

Essa noção domina por cerca de 20 séculos a chamada medicina ocidental, que nasce com Hipócrates e segue com os 17 séculos do galenismo. Um caminho que oscilou de acordo com as influências sociais, da cultura e os avanços no conhecimento. Uma oscilação entre a vertente racionalista e uma tendência empírica, que valorizou a observação e experiências médicas. Mas era claramente hegemônica a noção vinculada à tradição hipocrática e galênica. A exploração médica do campo da *physis* ou da natureza era fortemente marcada pelo saber de base empírica, pela experiência, pelos sentidos, pela observação. Isso dava à medicina um caráter de arte, arte médica. Fruto do acúmulo de conhecimento, da observação, do uso da sensibilidade, de definição de indícios, do processo do adoecimento.

Por outro lado, o pensamento racionalista tendia a minimizar a observação individual, seguia a máxima de Galileu, *individuum est inefabile*, sobre o indivíduo não se pode falar, isto é, a ciência se baseia na repetição para estabelecer as suas leis. Isso realçou a falha do observador, as falhas das avaliações de caráter empírico. Crescia a preferência pelas teses apriorísticas, reducionistas.

Karl Popper, filósofo, autor da obra "Sociedade Aberta e Seus Inimigos", criador da expressão "Racionalismo Crítico", positivista que preferia penalizar os maus cientistas, em vez de endeusar os bons, diferenciava assim seu método científico do de Francis Bacon, que aliás deixa um legado profundo em apenas uma frase momentânea; "para novos males, novos remédios" (nem sempre, nem sempre), discussão que talvez merecesse uma página aqui, nesse ponto, mas para não desviar muito do tema principal, vale lembrar um dos pensamentos de Popper, muito difundido ainda quando era jovem e lutava para defender suas idéias: "nunca se pode provar que uma teoria científica é verdadeira. Uma teoria científica pode, quando muito, descrever e explicar um mundo que nos é acessível, e fazer previsões sobre novas realidades, através de experiências e ensaios...".

Observemos as falhas dessa nova medicina sem elos com a natureza que começou a surgir: não é um incrível e perigoso atalho a ingestão de uma droga sintética de supressão de um pseudo-sintoma de adoecimento, de uma dor, de um mal-estar? A submissão a exames por máquinas não é, no mínimo, uma ação tempestiva que fazemos em nosso organismo? Colocaremos isso em uma perspectiva nítida mais adiante.

Na Renascença, houve o grande movimento de resgate da tradição hipocrática, a volta à natureza. Era um movimento de valorização da vertente observacional. Da vertente focada na experiência, na observação da *dinamis* do organismo.

A exemplo de Mendel, que foi monge, ficou conhecido como pai da genética e suas descobertas cunhadas de Leis de Mendel, trezentos anos antes outro estudante de mosteiro, também botânico, deu origem à bioquímica, foi Paracelsus (1493-1541), um alquimista suíço criativo que rompeu radicalmente com as teorias médicas de então. Seria o precursor da medicina energética, das forças sutis do organismo, na concepção da tendência vitalista, cujo principal expoente foi Hahnemann, quase três séculos adiante. Mas devido à sua forte crítica contra o *establishment* médico foi perseguido, odiado, e tido como irresponsável, sofrendo toda sorte de depreciação o seu trabalho visionário. A partir do século XX, sua obra ressurge, e vem sendo recuperada, assim como aumenta o número de seus seguidores ao redor do mundo. Várias clínicas da Europa, de medicina natural, integral e biológica recebem o nome de Paracelsus Clinic, na Alemanha, Áustria e Suíça. Oportuno introduzir aqui algo que trataremos com importância vital, mais adiante, o hidrogénio. Não por acaso o primeiro elemento da Tabela Periódica, foi o primeiro composto a ser produzido por Theophratus Bombastus von Hohenheim (1493–1541), também conhecido como Paracelsus, misturando metais com ácidos. Paracelsus, no entanto, ignorava que o "ar explosivo" produzido através dessa reacção química fosse o hidrogénio. Somente mais tarde,1766, Henry Cavendish reconheceu este gás como uma substância química individualizada, mas foi em 1783 que Antonie Lavoisier deu nome de hidrogénio, e provou que a água é composta de hidrogénio e oxigénio. Naquele momento a ciência perdeu a chance de antecipar três séculos, pois somente hoje começamos a acordar para a importância vital do hidrogênio, ou água com a carga elétrica ideal para a nossa saúde.

Citei Hahnemann acima não por acaso, posto que ele viveu quase três séculos após Paracelsus. Hahnemann também enfrentou mais do que uma simples resistência da classe médica vigente. Ora, naquela época, a medicina na universidade era baseada somente na teoria, o estudante era mantido longe do doente, da enfermidade, do campo de experimentação. Hahnemman critica o que veio a ser conhecido como alopatia, e cria o que conhecemos como homeopatia, pela Leis das Semelhanças. Esta lei pode ser conhecida, e compravada, na sua obra mágna, Matéria Médica Pura, disponível a qualquer mortal, onde ele lista com detalhes todos os sintomas possíveis de substâncias que, através de experimentos, foram comprovadas com este e aquele resultado, efeito.

Ao colocar a medicina na perspectiva da arte, sem esgotar o assunto convém concluir que, já na Renascença (1300-1600), a medicina não era considerada uma área das ciências, e muitas das suas maiores descobertas não foram feitas por médicos, mas por artistas, tais como Leonardo da Vinci e Michelangelo. Cabe aos médicos desatarem o nó gordiano em que estamos amarrados, desastrosamente longe da natureza em todos os sentidos. Mas é preciso ter coragem, e amor à arte.

Os números explicam,
mas não justificam.

A matemática e a física, de Galileu a Newton; a filosofia de Descartes e o positivismo de Auguste Comte, a teoria anatomoclínica, com Morgani; os hospitais; Pasteur e a teoria do germe; os corantes; a entrada da química na medicina; a indústria farmacêutica; o Public Relation, pavimentaram a estrada que nos levou, eu, tu, nós, voz, eles, todos a representarmos valores e conceitos de importância em números.

Se o leitor não for da área de TI – Tecnologia da Informação, abro um parêntesis aqui para introduzir um conceito computacional, ou matemático, se preferir, para mencionar um conceito de monitoramento de performance, massivamente utilizado hoje em dia, o KPI (Key Performance Indicator / Indicador-Chave de Desempenho). Enquanto estamos diante de um computador, ou aparelho doméstico inteligente (incluindo o próprio relógio que afere o consumo de energia elétrica de sua residência), softwares robustos de KPI projetados especificamente para cada aplicação, monitoram hábitos de cliques e percursos de navegação em websites. Campanhas de marketing & comunicação, e não menos incidentes e mais robustos monitoramento de mercadorias e moedas nas Bolsas de Valores, recebem o resultado em "tempo real" daqueles KPIs para tomada de decisão. Este autor foi autodidata em desenho de sistemas e programação de computadores de segunda e terceira gerações, que utilizavam válvulas, transistores e circuitos integrados respectivamente, ao invés de microprocessadores utilizados hoje em dia, portanto posso afirmar o quão eficientes podem ser esses programas, e o quão dependentes deles estão hoje em dia os executivos que tomam decisões nas grandes empresas. Pois os médicos experimentam a mesma dependência em números, no resultado de "scanners", presos a parâmetros protocolares cada vez mais tendenciosos.

A primeira pista do distanciamento da arte médica do organismo, que é mais sábio do que a prática científica inconclusiva, é o campo do racionalismo. E a ciência que mais propôs noções e conceitos para a medicina foi a matemática linear.

Nos primórdios, a medicina pitagórica era

a transposição de conceitos matemáticos para a medicina. Vários conceitos ligados à matemática e à física (físico-matemáticos) construíram teses, teorias e concepções no campo médico. Era uma opção ao campo dito empírico, que valorizava a observação da dinâmica natural do organismo, da natureza *medicatrix*. Até que (há pouco tempo, diga-se de passagem) o caráter dito humoralista, centrado na percepção da dinâmica dos humores (abordagem qualitativa), muito mais vinculado à medicina galênica, e o caráter vitalista na medicina, deixaram de dominar o pensamento médico. A tal ponto que a medicina oficial vigente trata nossos problemas de saúde como se fôssemos números (abordagem quantitativa) e a cura é uma aritmética simples, na qual dois mais dois são quatro. E quando a conta não fecha, quem paga o pato?

Vejamos como isso foi acontecendo: a prática médica sempre teve a noção de que ela lidava com a vida, a noção de vida, a noção da *dinamis* vital (vitalismo), do que "anima" o organismo; o ser vivo era o foco fundamental do médico, isso era uma lei sagrada. Nas suas várias vertentes o vitalismo dominou 20 séculos da medicina ocidental. O vitalismo só começa a desmoronar com a inserção das ciências clássicas pela medicina, no século XVIII. Esse século marcou a manifestação, no campo médico, da revolução das ciências clássicas, sobretudo da física mecanicista de Galileu e, mais adiante, de Newton. Mas também, concepções filosóficas, especialmente o positivismo comtiano, tiveram grande impacto na nova medicina delineada a partir do século XVIII. A noção da física newtoniana focada no conhecimento da matéria, chamada de tendência solidista, da equação mecanicista e cartesiana em que "o todo é a soma das partes", norteia a pesquisa e o desenvolvimento do pensamento das ciências clássicas, e da medicina por extensão. Surge o conceito de matéria corporal. Embora a noção, o conhecimento e a identificação da presença das células no organismo, ou dos elementos microscópios, sejam descobertas do século XVII, trouxeram pouco impacto para a medicina. Porque a medicina não trabalhava com uma teoria médica que se beneficiasse dessa descoberta. Ela ainda buscava compreender o organismo através de sua dinâmica vital, dos humores. Não buscava compreender o organismo decompondo sua matéria corporal em pequenas partes.

A teoria celular só será utilizada pela medicina em outro ambiente de conhecimento, mais tarde, em outro paradigma, que não o vitalista. Isso se dá, portanto, no século XVIII, sob a influência de Descartes e Newton.

ASSIM A MEDICINA COMEÇOU A DELINEAR UM RACIOCÍNIO MÉDICO EM QUE, CONHECENDO A MATÉRIA CORPORAL POR PARTES, SE CONHECERIAM AS RAZÕES DA DETERIORAÇÃO DA MATÉRIA E DO ADOECIMENTO. TEORIA ANATOMOCLÍNICA

Foi uma teoria inicialmente levantada por um médico francês chamado Morgani, que começou a dissecar cadáveres de pessoas que morriam em hospitais e asilos. Ele começou a notar que havia na profundidade, no interior, quando ele abria os cadáveres, mudanças estruturais de órgãos internos do organismo, e ele dizia que ali estava a causa da doença. Morgani descreveu esses achados, mas teve pouco respaldo na medicina, os médicos não acreditavam que aquilo fosse real, diziam que era fruto da deterioração do cadáver. Além disso, a medicina por ainda ser vitalista, dizia que não tinha nada que aprender com o morto. Cessava a vida, acabava a curiosidade médica. Morgani continuou suas pesquisas, estudos, trabalhos e divulgação, e demorou quase 50 anos para que suas teorias fossem pouco a pouco incorporadas à medicina. Morgani propunha que o médico aprendesse com a morte, para ele, no interior do cadáver estava a verdade sobre o adoecimento, explicar o que aconteceu naquela vida.

Nasce, então, a teoria médica que vai romper com toda a tradição médica da *physis*, da dinâmica da natureza. A teoria médica anatomoclínica. Não é por acaso que os grandes anatomistas não foram médicos. Leonardo da Vinci, por exemplo, dissecou pelo menos quatro cadáveres. Quer dizer, o conhecimento médico, ou sobre as doenças, ficaria estabelecido através de uma correlação entre um elenco de sintomas e sinais, que o médico observaria em vida de um paciente, e o que ele verificaria ao abrir o cadáver, para explicar as manifestações clínicas daquele indivíduo.

Michel Foucault estudou isso com genialidade. Ele identificou que a medicina pré-teoria anatomoclínica fazia um "olhar classificatório de superfície". Isto é, o médico listava os sintomas por semelhanças e agrupava as doenças pelas manifestações semelhantes dos sintomas. De modo que, se um sujeito tivesse febre com icterícia, esta era chamada de febre ictérica. Mas sabe-se hoje que várias doenças podem produzir febre icterícia. A medicina pré-clínica rotulava todas as febres com icterícia do mesmo modo. Morgani propõe olhar para o interior do organismo, e isso produziu o nascimento de uma medicina com um novo olhar, a medicina interna, com um olhar que busca a internalidade do organismo, a profundidade do organismo.

Um grande avanço, se não fosse também um grande desvio conjugado com outros fatores. Mais um elo perdido da arte médica.

Os franceses chamaram isso de medicina clínica, ou de medicina dos hospitais de Paris. Porque nasceu nos hospitais de Paris. Até então os hospitais não eram um espaço médico, eram espaços de depósito de pessoas marginalizadas, dos excluídos socialmente, dos leprosos; o espaço da caridade, onde ficavam as ordens religiosas e os médicos, não tinham nada o que fazer ali. Aquilo era um espaço insalubre, um espaço de doença. Por isso as universidades ensinavam a medicina baseada apenas em teorias, o médico estudante não tinha acesso a doente algum.

A prática de medicina de então era chamada de medicina de beira do leito. O espaço de prática médica era na casa do paciente. Quando surgiu a teoria anatomoclínica, na qual para haver a produção de conhecimento médico há a necessidade do acesso ao cadáver, à medicina passou a dar um grande destaque ao espaço hospitalar. Começou a ocorrer a medicalização dos hospitais. O espaço de excluídos, nojento e perigoso para a saúde, começou a se transformar na Meca de produção de conhecimento da nova medicina. A teoria anatomoclínica começou a definir todo o horizonte do conhecimento médico.

Ao afirmar que a doença é o aparecimento de uma lesão, do tecido, da matéria corporal, geralmente no interior do organismo, a medicina dirá que a lesão, essa alteração da estrutura do tecido, do órgão interno, é a sede, o local e a causa da doença. A lesão, é ao mesmo tempo, o local, a sede e a própria doença. A redundância é proposital, porque passou a ser um círculo vicioso de raciocínio. Então, quando se fala de doença, na visão anatomoclínica, está se falando em uma alteração estrutural do organismo, com alguma sorte, no interior do organismo.

IRONICAMENTE INGÊNUO, CRUEL E ABOMINÁVEL ENTREGAR O CUIDADO DA SAÚDE HUMANA À ARITMÉTICA TÃO SIMPLÓRIA. TEM SIDO A NOSSA REALIDADE, ENTRETANTO.

O ser humano pode adoecer por partes? Como pode um sistema tão complexo e dinâmico como o organismo humano adoecer apenas uma parte e o seu todo (corpo-mente) não interagir nesse processo de adoecimento, ou movimento de cura?

Podemos afirmar que Deus não esgotou toda a sua criação em Newton e Descartes, e muito menos na equação nem sempre verdadeira em que dois mais dois são quatro. O médico reserva o seu direito de desenganar o paciente incurável, mas mesmo antes disso ele lança mão da retórica não exatamente semântica da doença crônica, pior, ignora os efeitos não esperados, atribui isso à má sorte do paciente.

O endereço (in)certo
da doença.

A doença passa a ter uma sede, um endereço completo no map rodoviário do corpo humano. Não demorou muito para ter um número, em binário, e um lugar em banco de dados, uma gota no oceano dos megadados. Foi assim: o médico passa a especializar-se cada vez mais em áreas geográficas cada vez menores do corpo humano. Então, quando tivermos uma febre, consultemos médicos que pedirão que façamos exames específicos, e então eles nos darão um diagnóstico e uma terapêutica.

Passamos a enfrentar um problema mais difícil ainda de ser superado: para os hospitais começaram a ser enviados os doentes mais graves, e surgiram as CTIs e UTIs onde os doentes terminais, ou com pouca chance de sobrevivência ou com grande risco de perda de vida são colocados sob a vigilância de especialistas na sua doença. Conforme já registrei anteriormente, tenho um profundo respeito pelos médicos internos, da medicina intensiva, as circunstâncias em que precisam tomar decisões são invariavelmente dramáticas, mas a crítica ao modelo continua, e eles não são os culpados.

Um agravante a mais: as mulheres grávidas também foram levadas para parir nos mesmos hospitais. Apenas elas passaram a ter hora marcada para dar a luz. Os médicos assumiram o relógio da natureza e passaram a ditar a hora em que devemos nascer... Do lado de fora, doentes amenos, com suas dores de barriga, de cabeça, lombares, diarreias repentinas, tonturas, dormências, enjoos da gestação e coisas do gênero, passaram a ser tratados por médicos formados com o pensamento, digamos assim, hospitalar. A medicina baseada nessa teoria médica deve, de agora em diante, identificar a lesão, localizá-la e perguntar: - onde está a lesão?

Quando um paciente chega ao médico contando os sintomas, o seu sofrimento, toda a sua história, o médico tem que fazer uma filtragem, uma valoração daquilo que interessa ao raciocínio clínico que leve à identificação de onde está a doença, a lesão, em que local está esse adoecimento. Pensamento localista.

Uma vez eliminada a lesão, estará resolvido o adoecimento. A noção de que o organismo adoece por partes, que é possível adoecer uma parte do organismo. Um equívoco insustentável.

Até então, a própria cirurgia não pertencia à medicina (no Rio de Janeiro, por exemplo, ainda hoje a Sociedade Médica do Rio de Janeiro é chamada e Sociedade de Medicina e Cirurgia do RJ). Só depois da aceitação da teoria anatomoclínica (da aceitação da dissecação de cadáveres) é que a cirurgia vai se unificar com a medicina. Por conta dessa teoria que valoriza o corpo sólido, a estrutura do corpo. De agora em diante, como dizia Bichat, um dos pioneiros da medicina anatomoclínica, não existe doença sem sede, doença sem local, doença sem lesão. E, com frequência, a tendência do médico cirurgião é a cisão, a abertura do corpo do paciente, quando não a exclusão de um órgão. Mais adiante ele vai preocupar-se em substituir essas partes, extraídas de doadores, vivos ou mortos. E vai criá-las também em laboratório. Vai querer, ainda, construir um ser humano, inocular óvulos in vitro.

Coração, veias, rim, pulmão, seios, glúteos, vagina, pênis, rosto, passariam a ser artigos de prateleira. Há quem diga que cirurgiões iniciantes são ávidos por praticar e não perdem tempo em abrir o corpo dos seus pacientes.

Aquele encanto diante da máquina fantástica que é o organismo humano teria sido apagado pelo fascínio de tocar com as mãos no interior da obra de arte, que não lhe pertence?

A verdade é que nos acostumamos com os avanços da tecnologia, nos deslumbramos com os conceitos de conforto e facilidades materiais, técnicas, ferramentais, passamos a esperar soluções do aparato tecnológico, científico, mantendo-nos afastados das questões filosóficas, como lugar a visitar esporadicamente, por alguns poucos, das questões religiosas, num plano discutível e, de uns tempos para cá, avanços morais também foram sendo modificados de acordo com novas ideias, independentemente do contexto em que tais avanços tenham criado raízes, tenha alterado a harmonia relativa de milênios, ou mesmo algumas dezenas de séculos.

Nesse turbilhão criado por nós mesmos, com relação à saúde – qualquer semelhança com o que ingerimos não é mera coincidência – esquecemos que o corpo humano mudou quase nada nesses milhares de anos sobre a Terra. Nossos hábitos vitais ainda são os mesmos, tais como dormir, sonhar, copular, alimentarmo-nos. Nossas tripas ainda têm o mesmo comprimento, embora, apesar da pobreza que graça no mundo, o acesso à comida tenha ficado mais fácil e o apelo ao paladar tenha se tornado uma peça de manobra de mercado, indiferente à qualidade devida, à saúde humana. Enfim, nossa casa interior tem estado bem desarrumada, devassada até, e adquirimos o péssimo hábito de manter apenas a sala de visitas aparentemente bem arrumada. A própria noção de sujo e limpo, gordo e magro, feio e bonito, é um capítulo importante nessa história.

Diga "trinta e três". Antes o médico tomava apenas o pulso e não colocava a mão sobre o paciente. Conversava, classificava os sintomas e prescrevia. Não é difícil perceber na tese localista todo o suporte da teoria mecanicista, da física newtoniana, no campo da medicina. A materialidade da lesão. O médico tem que dizer "aqui" está a lesão, "aqui" está doença. A partir daí ele faz todo o processo o qual Foucault chamou de "um olhar em profundidade". Apalpar, especular, usar os órgãos dos sentidos, a ausculta, a percussão, para explorar o interior do organismo, em busca da sua profundidade. O passo seguinte é dado pelas tecnologias médicas, através de instrumentos, em busca da presença da lesão. É um processo cognitivo médico. Diga "trinta e três". Então, nasce com a teoria anatomoclínica a chamada medicina de caráter estrutural, medicina que valoriza o corpo sólido, por isso os médicos da época eram chamados de solidistas, materialistas. Não é difícil deduzir que essa concepção está na origem do desenvolvimento das especialidades médicas.

E, se a doença é de cada órgão, teremos que ter o especialista em cada órgão. Sobre esse terreno, de extensão da física newtoniana à medicina, agrega-se a noção cartesiana *res extensa e res cogitans*, com a afirmação de que a ciência só se aplicaria ao *extensa*, à matéria. O *cogitus* não era objeto das ciências pelo alto grau de subjetividade. Tal conhecimento deveria ficar no plano da ética. Influência que na medicina irá promover a dicotomia mente-corpo. Enfim, com o suporte da física mecanicista e o suporte do pensamento kantiano/comtiano a medicina vai se concentrar quase que exclusivamente no corpo sólido.

ORA, COMO APLICAR ESSA TESE PARA O SER VIVO, PARA O HOMEM? JÁ QUE SABEMOS QUE NÃO EXISTEM DOIS INDIVÍDUOS IGUAIS? SOMOS ÚNICOS. MAS A MEDICINA PASSA POR CIMA DESSE SENSO COMUM - PARA QUALQUER PESSOA, CIENTISTA,

MÉDICO OU LEIGO. A MEDICINA SEGUE AS TRILHAS DE GALILEU (*INDIVIDUUM EST INEFABILE*) E DA FÍSICA MECANICISTA BUSCANDO CONSTRUIR AS SUAS REGULARIDADES EM VEZ DE ESTUDAR AS PECULIARIDADES DOS INDIVÍDUOS, O FATO INDIVIDUAL. ELA VAI CONSTRUIR A CHAMADA GENERALIDADE.

Como isso é feito? Através das manifestações sintomáticas, da presença dos sintomas e dos sinais do paciente que apresenta padrões semelhantes de adoecimento. Com isso a medicina vai criar as CATEGORIAS NOSOLÓGICAS.

O diagnóstico nosológico ou de doença é um diagnóstico que mostra uma regularidade de apresentação de sinais e sintomas semelhantes. Todo o quadro nosológico é um quadro estatístico.

Quando falam de alguma doença, por exemplo, uma tuberculose pulmonar, dizem tantos por cento tem tosse com catarro, outros têm emagrecimento, falta de ar, outros têm suor noturno, isso encadeado, listado em termos percentuais. Mas tem gente que tem tuberculose e não tem tosse, não emagrece, não tem sudorese noturna; tem tosse, mas não tem escarro com a presença do BACILO TUBERCULOSO; isso é um desenho da doença, um traçado, ou uma espécie de tipo médio dos sintomas.

O médico localista, estruturalista, lesional, cartesiano faz o enquadramento do indivíduo nessa GRADE NOSOLÓGICA. Portanto, o diagnóstico da doença é um diagnóstico de generalidade, quer dizer, de algo que expressa uma repetição. Só assim as ciências físico-matemáticas consideram "o quê" é científico. Isto é, científico é abordar um indivíduo único e não valorizar os seus sintomas peculiares. Valorizar os sintomas que revelam traços comuns nos indivíduos. Quer dizer, científico, não natural, incerto, ainda está à procura de algo que não entende, desconhece.

Através da série nosológica, da classificação das doenças, o médico moderno responde sim, aplica isso ao indivíduo, e dá UM NOME DE DOENÇA AO SEU ADOECIMENTO. Essa construção médica que nós chamamos de doença (note: doença como uma coisa), já é senso comum na nossa sociedade. A doença ganhou um status de ente, chamada pela medicina de "entidade específica". Quer dizer que a doença existe?

Mas você já viu uma doença? Não você, o leitor leigo. Pergunto a um médico qualquer. Deu-se vida a essa construção probabilística que os médicos usaram para aplicar o método científico físico matemático na medicina. Através dessa classificação, o pensamento, a cultura foi incorporando a doença de tal forma que "entificou" algo "coisificado".

Dizemos que pegamos uma doença, como se aquela doença já existisse e fôssemos acometidos por ela. E isso marca fortemente a noção ocidental de doença. Mas não existe base científica para se afirmar isso. O fato real é o indivíduo doente, enfermo. Há uma grande diferença nisso. Podemos admitir que exista semelhança entre indivíduos doentes, mas a medicina busca construir a sua ciência em cima das semelhanças, apenas, sem considerar que também existem muitas DESSEMELHANÇAS.

A segunda grande teoria médica é a chamada teoria etiopatogênica. ETIO em termos de etiogenia, etiologia, a causa, que assa medicina busca cegamente. Fora do corpo humano. Que vem de fora para dentro.

O médico vai lhe pedir para dizer "trinta e três", vai auscultar o seu peito e costas como se todos os homens e mulheres sobre a Terra dissessem "trinta e três" e nada mais.

Germe, que bicho é esse? É apenas mais um elemento natural, pouco. Aliás, poucos ditados populares são tão injustos quanto o "pobre, mas limpinho", como se, em tese (um silogismo), todo o rico é limpo por natureza.

É verdade que os produtos de limpeza industrializados mais eficientes são acessíveis somente aos mais abastados. É verdade também que lavar as mãos, escovar os dentes, e tomar banho com regularidade contribui para a saúde, ajuda a evitar o adoecimento. No Brasil, da primeira metade do século XX, o Jeca Tatu, personagem de Monteiro Lobato, contribuiu para disseminar entre as classes mais baixas na pirâmide social a necessidade de cuidados com a higiene, os problemas do bicho-de-pé, dos germes. Mas a atitude imediatista do homem moderno – fortemente influenciada pelo pensamento localista e reducionista – tratou de perpetuar a concepção equivocada com relação ao que é sujo e limpo, em termos de saúde.

Podemos afirmar que as residências mais limpas das classes sociais mais altas são tão poluídas e prejudiciais à saúde de seus habitantes quanto o ambiente externo, muito mais do que uma modesta casinha no alto de uma colina na zona rural.

A teoria do germe, também conhecida como teoria de Pasteur e Koch, é talvez o primeiro sinal do elo perdido da arte médica com a natureza e, por sua vez, o distanciamento da sabedoria natural do próprio organismo humano superior a qualquer médico, e cientista. O conhecimento de que existe o germe é antigo na medicina. Existe desde a Renascença, com Fracastoro, um médico italiano, que identificou pequenos animaizinhos no catarro de um paciente com problema pulmonar. Ele revelou isso na época, mas suas revelações não provocaram nenhum impacto na medicina. Porque a medicina daquele tempo, de base vitalista, humoralista, pensava no adoecimento como algo que vinha da dinâmica vital ou de alteração dos humores, do processo do próprio organismo. Ela não pensava em algo que pudesse vir de fora e acometer o organismo.

O adoecimento, na concepção ontogênica, é algo que vem de fora para dentro, contrariando a teoria da dinâmica funcional, da própria dinâmica do organismo. Passa-se a Renascença até o século XVIII, quando a teoria anatomoclínica – a doença é a presença da lesão – ainda não dizia por que esta aparecia. Então, a possibilidade de que a lesão fosse provocada por um germe vai seduzir a medicina que vai buscar a participação do germe, do microrganismo, na gênese da lesão.

Mas o que faz a medicina dar esse passo em direção ao germe? Isso é fundamental para a compreensão da medicina moderna, e, sobretudo, da sua terapêutica. E as vacinas!

Pasteur era um químico, muito demandado na sua época para estudar problemas na produção rural francesa, como a produção do bicho-da-seda, e a fermentação dos vinhos. Pasteur identifica a presença dos microrganismos na fermentação dos alimentos, propõe o método da pasteurização – que é o aquecimento para eliminação dos germes – contrapondo-se à chamada teoria da geração espontânea. Depois ele avança no estudo de algumas doenças, como a raiva animal, e começa as pesquisas do soro anti doença – soro tirado dos animais, e depois usado no homem – a chamada soroterapia anti infecciosa. Desenvolve a técnica da atenuação através de passagem do germe por meios sucessivos de culturas, que é a base da produção das vacinas. E, por tudo isso, Pasteur ficou famoso para o resto da história da civilização, com grandes méritos. Mas há uma pesquisa de

Pasteur que foi emblemática para a aceitação médica da participação do germe na produção da doença, e que guarda pistas decisivas para se encontrar o elo perdido da arte médica. Pasteur, ao estudar a fermentação de uma solução de tartarato e de paratarato de cálcio, viu que um fungo fermentava uma solução levógira e não fermentava uma solução destrógira. O que é isso? É a mesma solução química de tartarato, mas com a organização molecular diferenciada. Examinando essas soluções com o auxílio da aplicação de luz polarizada, verificou que a levógira desvia o feixe de luz para a esquerda, e a destrógira desvia-o para a direita. Mas ambas as soluções têm a mesma substância, quimicamente iguais, e o fungo consegue fermentar uma e não consegue fermentar a outra. A partir dessa constatação, Pasteur emite a grande tese que sustenta a teoria do germe, a chamada tese da especificidade. O germe é tão específico no seu trabalho que consegue diferenciar uma solução quimicamente idêntica, mas que se diferencia estereotaxicamente. Os seres vivos fazem claramente essa distinção. Por exemplo, no organismo humano os aminoácidos são levógiros, já os açúcares são destrógiros. Essa dedução vai oferecer o que a medicina esperava.

Se havia a afirmação de que a doença era a presença da lesão, agora surge a crença de que existem germes que entram no organismo e fazem um tipo de trabalho específico para produzir uma lesão num determinado órgão. Mais do que isso, concebe-se o germe como um portador de especificidade. O germe é visto como um microrganismo com capacidade específica, com potencial predeterminado. A medicina passa a ver o germe como um produtor de reações químicas. A partir da teoria pasteuriana, o germe deixa de ser um ser vivo que interage com outros seres vivos. Agora, ele tem uma DEFINIÇÃO TELEOLÓGICA de especificidade, como se ele estivesse nesse mundo para produzir uma determinada ação.

Deu-se um determinismo na medicina, em conjunto com a teoria anatomoclínica e a teoria do germe no seu caráter prédeterminista de algo que acontece, que pode ser previamente especulado no processo de adoecimento.

Era uma época de grandes descobrimentos. Vivia-se uma revolução científica justamente no momento em que germinavam com voracidade e vinham à tona os primeiros brotos da Revolução Industrial, e capitalista. Uma "tempestade sócio-economica-cultural perfeita".

Lê-se nos livros de história que a Revolução Industrial começou na Inglaterra, onde havia as grandes reservas de carvão e ferro e cuja burguesia possuía capital para financiar a construção de fábricas, sustentadas pelas multidões à procura de emprego. Havia fartura de mão de obra, afavelando-se (à moda da época) em torno das cidades por ocasião da Lei dos Cercamentos das Terras. Vem a máquina a vapor e os grandes teares europeus florescem,
e as farbes alemãs   com as grandes tinturarias que influenciarão fortemente a medicina.

Isso mesmo, os corantes da indústria têxtil entram no ramo dos remédios. Na verdade, eles dão origem ao remédio, à bala mágica, e a histórica expressão: *one drug, one deseas* / para cada doença, uma droga.

***

Da perspectiva da sujeira e da limpeza, com a Revolução Industrial começou a entrar em cena uma profusão de substâncias e produtos novos, e nunca mais parou. O simplório sabão de restos de gordura animal e soda cáustica foi perdendo terreno para inumeráveis artigos de

65

limpeza e higiene corporal, de utensílios domésticos e ambiental. Pessoalmente experimentei este costume, de fazer em casa o nosso próprio sabão, branquear roupas ao ar livre com anil. Até surgirem os aerossóis, ceras, cremes, óleos, esfoleantes, antissépticos, produtos de higiene pessoal e beleza (a erotização da propaganda tem grande influência nessa ruptura com o elo da arte médica, não foi por acaso que falamos em sexo logo no início), e, claro, as embalagens para isso tudo. Por exemplo, o óleo de esperma de baleia (que produzia pouca fumaça nas velas e pouco mau cheiro) foi substituído, em meados do século XIX, pelos derivados de petróleo, que, por sua vez deram origem a inumeráveis produtos e a substâncias (cancerígenas) que ingerimos – flúor, corantes, conservantes, resíduos de agrotóxicos.

Durante vinte e poucos séculos a medicina seguiu a natureza. Com a química "estranha ao organismo" (existe a química natural do organismo) a medicina passa a ignorar a força curativa do organismo, nem menciona mais a natureza medicatrix. O médico dessa medicina passa a contar com instrumentos terapêuticos poderosos de intervenção no organismo. Laurent Berthelot, dois grandes químicos, resumem muito bem esse novo *status quo*. Afirmam que a medicina se rende a essa estranha ciência (química), que prescinde da natureza e cria a sua própria natureza. Esta é a evidência cristalina da ruptura, da pretensão dos médicos, apoiados pelos cientistas, de serem mais sábios do que o organismo humano, a natureza. Saliento que é uma questão paradigmática sistêmica, não necessariamente articulada com um objetivo, de saber mais, de "ser", mas um modelo que se vai construindo silenciosamente no tecido social do arcabouço do sistema de saúde. Portanto, um novo paradigma químico mecanicista, da teoria do germe e da anatomoclínica (conceitos newtonianos e cartesianos na medicina), que irão, inclusive, influenciar outras disciplinas: veterinária, botânica e agronomia; com a noção de limpo e sujo. De tal modo que hoje consideramos limpo aquilo que está no formol (formol aldeído) e sujo à terra e às folhas. Esse enorme equívoco vai refletir-se na forma como nos alimentamos e encaramos a alimentação, que por sua vez irá abrir caminhos para sobrecargas em nosso organismo.

Tudo começa bem mais cedo, e invariavelmente uma pequena dor já é um estado avançado desse enorme equívoco. Enfatizamos que aqueles produtos mencionados anteriormente, estocados e em uso numa residência, impactam a saúde humana, mas a medicina ignora esse hábito moderno e nocivo na sua terapêutica. A medicina nem sequer entra no debate sobre o meio ambiente. Não considera sequer uma área transversal. Há uma resistência de se olhar para aqueles produtos como promotores de adoecimentos, alergias e doenças crônicas.

Mas não é uma coincidência que a indústria que produz itens de limpeza tem ligação estreita com a que produz todos os fármacos.

Na questão dos alimentos geneticamente modificados (AGMs), a medicina parece até aprovar as pesquisas, protegida pela indústria do Public Relation que divulga fartamente que: "não existe nenhum dado que comprove o risco dos AGMs para a saúde humana". Com esse salvo-conduto a opinião pública vai sendo formada. A Monsanto, por exemplo, patrocina o Instituto de Nutrologia, que aparece no anúncio ligado à preservação ecológica. Ou seja, ela cria a imagem de um Instituto fundado e financiado, ou cooptado por ela, para credenciálo no debate de temas ecológicos, pois a questão dos AGMs está, e provavelmente, continuará restrita ao debate ecológico em termos de resistência. A simples ausência da medicina oficial nesse debate nos revela a sua natureza. Trata-se de uma medicina de base quimicomecanicista, completamente alijada dos grandes processos biológicos que mantêm a vida, entre eles a alimentação humana e toda a teia da vida. O vínculo com a química faz a medicina oficial estar muito mais próxima da Monsanto do que da resistência ecológica, ou da saúde. A grande opção no campo da resistência está em centrar o debate no campo cultural. Seja em termos paradigmáticos, seja em termos intuitivos.

Apesar de já termos experiências de laboratório mostrando efeitos nocivos da soja geneticamente modificada, essas experiências ainda estão longe de estabelecerem consensos na comunidade científica. Quem conhece a teia da vida, as relações de dependência entre os seres vivos, ou quem conhece o metabolismo dos seres vivos e o metabolismo humano, sabe do risco potencial desse tipo de intervenção na natureza. A noção de natureza alterada é de fácil assimilação pelas pessoas em geral.

Os românticos alemães denunciaram os

riscos do mecanicismo newtoniano nascente. Pensavam na época a natureza em termos sistêmicos. Eram os artistas e pensadores, tendo em Göethe o grande expoente, e não os cientistas que argumentavam contra o que chamavam de "pesadelo newtoniano". Usavam o saber intuitivo (experiência direta, Aristotélica, apagogé) para sustentar suas posições, pois esse tipo de saber tende a considerar a complexidade, enquanto o mecanicismo tende à simplificação.

Duzentos anos de hegemonia mecanicista aí estão para serem analisados. Hoje, já temos vários níveis de consenso sobre as consequências do pesadelo newtoniano. O paradigma sistêmico é amplamente aceito e praticado, a informação circula com mais liberdade. Não podemos deixar de contextualizar a teoria do germe, de bactéria que produz um trabalho específico, que levou à concepção moderna de limpo e sujo, à noção de bala mágica, e sua relação com a indústria farmacêutica, o mercado de sementes geneticamente modificadas e dos herbicidas. Passe a observar o quanto você gasta de seu orçamento doméstico em produtos de higiene e limpeza em relação aos gastos com alimentos orgânicos e compatíveis com o seu organismo.

Claude Bernard afirmou "O GERME NÃO

É NADA, O TERRENO É TUDO" travando sério debate com Pasteur. A medicina francesa tem uma forte tradição de trabalhar com o terreno, o terreno é um meio orgânico, e assim concluía Bernard:

"O GERME BUSCA O SEU HÁBITAT NO TECIDO LESADO". NO TERRENO SAUDÁVEL NÃO SE INSTALA O GERME".

Ah! A tarja preta

Essa indústria tem parte com o diabo, só pode ser isso. Mas se não quisermos observar o panorama pela ótica religiosa, mística ou ideológica, a observemos com a razão, e inclusive de maneira ponderada. Comecemos pelo raciocínio simplório de um financista da indústria farmacêutica, numa entrevista ao Herald Tribune (01/03/ 2003): "O primeiro desastre é se você mata pessoas. O segundo desastre é se às cura. As boas drogas de verdade são aquelas que você pode usar por longo e longo tempo." Agora reparemos o que está impresso nas embalagens de medicamentos com tarja preta: "Venda sob prescrição médica, o abuso deste medicamento pode causar dependência"

Não é difícil perceber nisso inúmeras

contraindicações e efeitos colaterais na saúde humana, psíquica inclusive. O que se vê com uma luneta na história da medicina até os dias de hoje é que ela sempre sofreu ingerências externas.

Além da física, da matemática e da indústria petroquímica, outra área do conhecimento humano, estranha à terapêutica, que pavimentou e continua pavimentando os caminhos da medicina é o Public Relation. Essa "ciência da persuasão" nasceu por volta de 1923, com o austríaco naturalizado americano Edward L. Bernays, sobrinho de nada mais nada menos do que Sigmund Freud. Ele extraiu ensinamentos da teoria psicanalítica do famoso tio, para criar as bases do que chamou teoria da *mass persuasion*. Dizia que: "o público é uma horda que precisa ser guiada", mas isso deveria ser feito com sutileza: "controle as massas sem que elas percebam, esse é o grande segredo". Pioneiro da persuasão "científica" para o consumo de massa, foi ele quem mostrou o caminho para a erotização da propaganda e ajudou a formar exércitos de narcisistas que, inconscientes de suas verdadeiras necessidades e anseios, as substituem pelos prazeres do shopping center.

Logo antes da crise de 1929, o presidente

americano Herbert Hoover declarou que seus compatriotas tinham se transformado em "máquinas de felicidade em constante movimento". Hoover era assessorado por Bernays. Em sua lista de clientes figuraram também os presidentes Coolidge, Wilson e Eisenhower (o da bomba), o inventor Thomaz Edison, o cantor lírico Caruso, o bailarino Nijinsky, além de governos de outros países e várias das maiores empresas dos Estados Unidos, como a Procter & Gamble (fundada em 1837) – uma empresa que fabrica produtos para animais, tratamento de beleza, uso e higiene pessoal, limpeza doméstica e, "Vicks" para "Alívio de tosse, frio e gripe" (isto está no web site da empresa) ao lado de um único "suplemento alimentar" à base de Colecalciferol (Vitamina D), estratificados em tantas categorias quantas possíveis, comercializados em dezenas de diferentes marcas ao redor do mundo, e todos esses produtos de consumo de massa produzidos quimicamente.

Desde 1970, muito antes da Internet, começou a circular nos Estados Unidos uma carta fraudulenta afirmando que o presidente da Procter & Gamble deu uma entrevista para vários programas conhecidos da TV americana, confessando que praticava ritos satânicos. A existência dessa carta é tão verdadeira e preocupou a empresa de tal forma que existem no seu web site símiles de cartas de produtores americanos negando as tais entrevistas.

Estamos há apenas meio caminho para desmontar o castelo da evolução da medicina que alijou para fora do conceito de saúde o saber natural do organismo humano, mas é oportuno mencionar neste ponto que os principais diretores e acionistas das indústrias farmacêuticas são os principais diretores e, ao mesmo tempo, acionistas dos maiores grupos financeiros internacionais. Não é difícil comprovar isso, graças à "grande rede conectada à Internet", basta visitar o web site de empresas como a Pfizer, por exemplo, e ver o currículo e ligações atuais de seus mais altos executivos e CEOs. De acordo com a organização não governamental americana Public Citizen (www.citzen.org) somente em 2003 a indústria farmacêutica e dos planos de saúde gastaram US$141milhões em ações junto ao congresso americano. Ações de lobby, especialmente na contratação de ex-congressistas americanos com portas duplas entre a empresa que o contratou e o estado, em Washington DC. O Secretário de Defesa Donald Rumsfeld e a Secretária da Agricultura Ann Veneman foram executivos de empresas de propriedade da Monsanto, que controla 80% do mercado global de sementes transgênicas. A escolhida de Bush para a administração da Agência de Proteção Ambiental, Linda Fisher (ex DuPont, Ex-EPA-USA Diretora para Prevenção de Pesticidas e Substâncias Tóxicas), atualmente aposentada, foi chefe lobista e fomentadora de fundos para políticos junto à Monsanto. Só para citar alguns personagens. Vários executivos trocaram de cadeira da Monsanto para a Administração de Drogas e Alimentos (FDA – Food and Drug Administration) que funciona mais como um braço forte da indústria biotécnica do que uma agência regulatória. Com um pouco mais de paciência, pode-se também verificar que os maiores fabricantes de alimentos (englobando-se aí o segmento de guloseimas e bebidas de todos os gêneros) seguem o mesmo perfil acionário, assim como os quatro ou cinco únicos fabricantes de fertilizantes (químicos) são ao mesmo tempo produtores de sementes transgênicas, associadas por sua vez à indústria petroquímica.

Não é por acaso que esses conglomerados correm em direção ao ouro da nova era, a água. A Coca-Cola e a Nestlé, por exemplo, já são donas sozinhas da maior parte do estoque de água potável do mundo. Todos CEOs desses gigantes cabem numa sala de reunião e podem influenciar nossas vidas diariamente.

Pare para pensar um instante nestes números: o Aquífero Guarani, localizado no subsolo de quatro países, Uruguai, Argentina, Paraguai e a maior parte no Brasil, é, em área, a metade do tamanho do Mediterrâneo e tem água suficiente para abastecer a população daqueles países por 2.500 anos (dois mil e quinhentos anos). Mas há um aquífero maior ainda, com o dobro do tamanho do Guarani, é o Alter do Chão, isto é, do tamanho do Mar Mediterrâneo, e totalmente localizado no Brasil. Segundo manobras de bastidores, a posse desses tesouros da vida humana coletiva pode ir para o "ativo fixo" de empresas como as mencionadas aqui.

No que nos diz respeito à modesta tarefa de revelar, melhor, resgatar o quanto o organismo humano é sábio, ou mais sábio do que a ciência, vale lembrar que nossa saúde, e, na pior das hipóteses, a nossa terapêutica, está influenciada pelas indústrias farmacêutica, de alimentos, bebidas e pela petroquímica, todas, sem exceção, geridas pela especulação financeira nas bolsas de valores. A indústria farmacêutica, em particular, seduz o médico, patrocina eventos acadêmicos, influencia linhas de pesquisa nas universidades e mantém laboratórios científicos, ambiente este que envolve a classe científica e determina as decisões dos legisladores e formadores de opinião. Eis uma declaração da Dra. Marcia Angell, ex editora-chefe da revista médica New England Journal of Medicine: **"Eu não sou contra as companhias farmacêuticas. O problema é que, em alguns casos, quando elas fazem testes clínicos, elas controlam os dados. Elas inclusive escrevem alguns artigos sobre tais testes. E isso leva à percepção, se não à realidade, de que há um conflito de interesses."**

Voltemos um pouco ao âmbito dos germes. Com Pasteur a tese da especificidade do germe ficou sedimentada e foi aberta a caça aos germes. Mas ainda não era tudo. Koch, por seu lado, na Alemanha se dedicando ao bacilo da tuberculose, recém-identificado, aproveitando o grande acúmulo de conhecimento das ciências químicas alemãs, baseadas na produção dos corantes, das anilinas - chamadas *farbes* alemãs. As *farbes* eram detentoras quase que exclusivas da produção de corantes para tingir tecidos, e vai usar esse background no sentido de colorir o germe, identificá-lo através da coloração.

Koch desenvolve a coloração do BAAR (bacilo do álcool ácido resistente) até hoje usada para identificar o bacilo da tuberculose. Ele usa um corante para identificar a bactéria, estudou o tripanossomo e as várias afinidades tanto de células quanto de germes, que passam a serem vistos como seres unicelulares, a chamada afinidade celular inclusive do germe pelos corantes. Isto é, surge a TESE DA AFINIDADE, outra noção próxima da especificidade do germe erigida por Pasteur.

Por sua vez, um discípulo de Koch, Paul Ehrlich, além de estabelecer uma série de estudos que mostraram a afinidade do germe e das células pelos corantes, foi um pouco mais adiante. Koch queria criar uma vacina para a tuberculose, e criou a BCG, e Ehrlich segue no caminho da química dos corantes, da tese da afinidade do germe pelos corantes, e vai especular com a seguinte hipótese: se o germe tem afinidade por determinada anilina, quem sabe uma dessas anilinas incorporadas pelo germe possa destruí-lo? E a partir daí vai pesquisar um corante com afinidade com o germe e que tivesse a propriedade de matá-lo. Nasce então a noção médica da afinidade e que no campo da especulação terapêutica consagra a noção de El-rich na chamada TEORIA DA BALA MÁGICA.

O que é isso? Através da tese da afinidade é possível uma dada substância ser introdu-zida no organismo, e ser capaz de reagir num sí-tio específico, predeterminado e assim atingir o seu alvo. Essa noção da especificidade da subs-tância, que entra no organismo, dá origem a toda a base teorética da QUIMIOTERAPIA, que é o uso da substância química na terapêutica. Elrich trabalhou com os arsenicais no tratamento da sí-filis, produzindo o Salvarsan (uma bala mágica, que curava a sífilis, com grande risco de enlou-quecer o paciente ou mesmo matá-lo, que ficou conhecida rapidamente até entre as pessoas analfabetas). Na sequência de suas pesquisas, ele descobriu o primeiro grande antimicrobiano da era da quimioterapia, o prontosil vermelho, uma anilina. E dá origem a toda a série das produções das anilinas na terapêutica antimicrobiana.

Associar as infecções com os microrganis-mos, uma verdade parcial, tornou- se uma ver-dade absoluta (um dogma), que serviu de princi-pal guia para o desenvolvimento da medicina ocidental contemporânea. Essa noção de afini-dade, de bala mágica, substância que combina com algo específico, deu origem à base teorética

da quimioterapia e, por extensão, à base teorética das reações químicas no organismo de modo
geral, através da TEORIA DOS RECEPTORES.
Teoria essa desenvolvida por Elrich, que a ilus-
trou com a imagem da CHAVE FECHADURA.
Uma visão mecânica no processo reativo molecular, na qual você teria o acoplamento dos terminais reativos das moléculas produzindo reações, à imagem da chave e da fechadura. Isso ex-
plicaria a ação das substâncias químicas, as reações enzimáticas, as reações antígeno-anticorpo,
a própria ação dos germes nos tecidos como
ações químicas produtoras de substâncias químicas ativas – o germe não entrava no organismo como um ser vivo, entrava como um ser
produtor de substâncias químicas ativas. Parece complicado, mas não é. É sutil o fato
de essa noção da química, que vem com a
noção da teoria do germe, ter norteado o
rumo de toda a medicina a partir daí.

A teoria anatomoclínica, com a sua noção
de doença como lesão situada num determinado
local do organismo, a noção da teoria do germe,
de que o germe é específico e produz um trabalho
específico – mais a noção de que a substância
química é também específica, entra no organismo e faz um trabalho específico – são os

grandes preceitos balizadores da crença médica a partir daí. Definem a relação com o organismo humano, o modo de perceber esse organismo adoecido, o modo de intervir nesse organismo, o modo de evitar o próprio adoecimento.

Isso é, a doutrina médica será marcada quase que hegemonicamente por essas noções do caráter de especificidade, especificidade do processo do adoecimento (doença, entidade específica), da lesão, do germe, da substância química. Ou seja, os corantes, e as outras substâncias que surgirão na esteira da produção e desenvolvimento da terapêutica química, serão substâncias criadas pelo homem, estranhas ao organismo. É preciso notar que com essas noções surgiu esse novo "player", na sua marcha de crescimento e dominância, até ao poderio de hoje, o "farmapoder". Um ramo da atividade humana que deveria ter uma enorme tarja preta.

DESSE PONTO EM DIANTE A NOÇÃO MÉDICA FICOU MARCADA PELA NOÇÃO DE QUE AO SE DAR UMA SUBSTÂNCIA QUÍMICA TAL, ELA VAI ENTRAR NO ORGANISMO E FAZER UM TRABALHO QUE O MÉDICO ESPERA QUE ELA FAÇA, OS CHAMADOS

EFEITOS ESPERADOS. MAS DESDE O INÍCIO DESSE USO DOS MEDICAMENTOS SE PERCEBEU QUE EXISTEM TAMBÉM OS EFEITOS NÃO ESPERADOS OU EFEITOS COLATERAIS OU EFEITOS ADVERSOS DO MEDICAMENTO

No entanto, a noção da teoria do germe é tão forte no pensamento médico e na terapêutica química que ESSES EFEITOS (colaterais, não esperados) SÃO TIDOS COMO UMA ESPÉCIE DE AZAR, DE ALGO INESPERADO, DE ALGO QUE NÃO HÁ COMO TER RESPONSABILIDADE SOBRE ELE. Isso é o que tem sido apregoado, praticado, durante décadas e décadas de aplicação na medicina química.

Quando se coloca uma substância estranha no organismo ela reage com todo o organismo. A substância pode atuar preferencialmente num determinado sítio, num determinado receptor, num determinado tecido do organismo, mas é uma substância estranha ao organismo, que vai forçosamente interagir com todo ele. Ela faz a chamada ação farmacológica; faz frequentemente uma ação secundária, que a farmacologia química tende a desconsiderar e, além disso, o organismo é obrigado a fazer um esforço apreciável para eliminá-la.

Não existe nenhuma substância estranha ao organismo que não seja imediatamente processada e eliminada. Mas ela fica algum tempo, às vezes um tempo demasiadamente longo. Isso produz um trabalho no organismo, um trabalho metabólico, dependendo da dose e do tempo do uso, e também produz metabólitos, frutos da metabolização que também são ativos e têm ações biológicas importantes no organismo.

CHEGA A SER CÍNICA A NOÇÃO DA TERAPÊUTICA MÉDICA BASEADA NA QUIMIOTERAPIA DE QUE É POSSÍVEL ADMINISTRAR UMA DROGA, UMA SUBSTÂNCIA ESTRANHA AO ORGANISMO, E SIMPLESMENTE ESPERAR QUE ELA FAÇA AS AÇÕES PREVIAMENTE TESTADAS EM ANIMAIS OU NO HOMEM, OU SIMPLESMENTE FOCANDO NA CHAMADA AÇÃO FARMACOLÓGICA DA SUBSTÂNCIA.

Não se pode engolir isso passivamente, a não ser que o interesse não seja o da prática de uma medicina com vínculos genuínos. Se o vínculo e o interesse forem outros, então, tudo é possível.

Em termos do pensamento médico, a noção de que a substância química entra no organismo e faz uma ação específica, dirigida como uma bala em direção ao alvo, pavimentou o caminho da química na medicina e quebrou as resistências médicas de cautela da entrada de substâncias estranhas no organismo.

COM ISSO OS MÉDICOS PERDERAM O MEDO, PERDERAM A CAUTELA NO USO DA SUBSTÂNCIA QUÍMICA. AO ADMINISTRÁ-LA, O MÉDICO TEM A IDEIA, ESTÁ CONSTRUÍDO NA SUA MENTE, QUE ESSA SUBSTÂNCIA ENTRARÁ NO ORGANISMO E FARÁ O TRABALHO QUE ELE, O MÉDICO, ESPERA, NO PACIENTE. SE NÃO FIZER, SERÁ UMA QUESTÃO DE EFEITO NÃO DESEJADO, COLATERAL, O MÉDICO NÃO TEM NADA COM ISSO.

O nó gordiano

Há palavras quase enigmáticas, porque não são de uso trivial. Assim como há sutilezas só percebidas com a devida atenção. O Ovo de Colombo, por exemplo. O grande navegador desafiou os cavalheiros em uma festa na Espanha a equilibrarem um ovo na vertical sobre a mesa. Nenhum conseguiu. Mas ficaram boquiabertos com a facilidade com que ele o fez. Em seguida ele explicou que se tratava de um truque. Havia sutilmente quebrado de leve a casca na extremidade em que apoiara o ovo. Desde então se utiliza a expressão para mostrar que algo, após explicado, é fácil. Por outro lado, o Nó Gordiano, metáfora que significa resolver um impasse, desfeito pela espada de Alexandre o Grande, demanda coragem, ousadia.

Pleomorfismo ou monoformismo, eis a questão. Não é simples, mas é como o Ovo de Colombo e o Nó Gordiano, ao mesmo tempo. É preciso observar a sutileza e ter coragem para aceitar. Pois, a medicina baseada na teoria do germe, bacteriológica, etiopatogênica, que procura a causa da doença no germe, está portanto próxima do monoformismo.

Vejamos: O professor Bechamps e em

seguida o professor Günther Enderlein desenvolveram a teoria do pleomorfismo, ou ciclogenia, fazendo oposição frontal à teoria monomórfica do germe de Pasteur e Koch, pedra angular da medicina anatomoclínica.

O estudante de medicina de segundo ano entende fácil, o médico de ambulatório mais ainda, os homens que dirigem os caminhos da medicina não querem dar ouvidos a isso, mas até o mais leigo dos indivíduos é capaz de desatar esse nó gordiano, dado pela indústria química das drogas sintéticas.

Pela teoria genética, o germe tem o seu gen, o seu genótipo, delineado para produzir a sua ação. Por isso a teoria monomórfica classifica o germe de "patogênico" e "não patogênico". Se a teoria monomórfica afirma que o germe carrega geneticamente o seu potencial patogênico ou não, isso implica no fixismo. Onde uma bactéria, à semelhança de uma célula, se reproduz em um germe idêntico à mãe.

Irônico que um dos primeiros organismos estudados por Pasteur foi a bactéria da difteria, o Corinumbacterium difteriae que é um dos mais pleomórficos germes de que se tem conhecimento. Ele pode ter qualquer forma, um caroço, uma banana. As pessoas podem tê-lo na sua garganta e não ter doença nenhuma, o chamado "portador são", enquanto outras entram em contato, sobretudo na fase da infância, e o germe entra em produção da sua toxina, que é o quadro tóxico produzido pela difteria. Portanto, somente esse exemplo, dos primórdios da tese monomórfica, conhecido de toda a classe médica, já à coloca em cheque.

MAS A PRODUÇÃO CIENTÍFICA, DE UMA IDEIA, DE UMA TESE OU MERA CONCEPÇÃO, AVANÇA CEGA INDIFERENTE A CONTRADIÇÕES SIMPLÓRIAS.

Vejamos mais uma vez a teoria de Pasteur, no caso da difteria: como explicar o "portador são" em relação à teoria monomórfica? O germe que produz doença, na teoria monomórfica, entra no organismo e tem que produzir doença. Se ele fica na faringe de uma pessoa, ele está em outro estado biológico. Mas a teoria monomórfica não aceita estados biológicos diferenciados. Diz que ele está ali, mas a pessoa é imune. Porém, pesquisa-se imunidade para corinumbacterium difteriae naquele indivíduo "portador são" e não são encontrados marcadores sorológicos. O germe não invade, não entra em fase patogênica, e não produz toxinas. Está em equilíbrio com o meio/terreno, com o organismo.

Outra grande questão que coloca em cheque a teoria monomórfica é o princípio da atenuação, que é um processo que Pasteur descobriu utilizando a metodologia hahnemanniana da diluição (Hahnemann, criador da homeopatia). Ele inclusive confessa nos seus escritos secretos, publicados *pos mortem*. Inspirou-se nessa metodologia para fazer o que chamamos de atenuação – colocar um germe em meios de culturas sucessivos (passagens sucessivas tanto de vírus quanto de bactéria, em que um ou outro gradualmente se atenua e perde patogenicidade). Mas a teoria monomórfica baseada no fixismo não explica como a simples passagem nos meios de cultura vai fazê-lo perder patogenicidade, se a patogenicidade está ligada a sua expressão genética. Ele transmite o seu gen para a sua descendência e a teoria monomórfica não explica isso.

Estudos da biologia molecular moderna mostram claramente que as bactérias trocam material genético entre si. Se isso acontece, não existe fixismo, logo não existe monomorfismo.

Outro fato também não suportado pelo monomorfismo é que entre as décadas de 1940 e

1950 as entereobacteriácias (E coli, Proteus, Klebsiela, Pseudomonas) eram consideradas bactérias não patogênicas. Entretanto, hoje, integram a lista das bactérias mais patogênicas ao ser humano. Como o monomorfismo explica esse fato?

Uma janela para se apreciar o desmanchar da teoria monomórfica é o estudo do genoma humano, da expressão genética, ou manifestação do gen, um processo dependente da relação com o meio, da interação. Esse processo explica por que um germe que passa por meios seriados de cultura perde patogenicidade, quer dizer, o seu sistema genético, genoma, entra em interação com o meio e deixa de expressar determinados genes – fica com a sua expressão alterada, torna- se um germe menos patogênico.

Neste ponto, saímos da tese genotípica – que explica o fixismo e o monomorfismo – e entramos no campo fenotípico que mostra a interação do germe com o seu ambiente. A definição de patogenicidade ou da produção da doença a partir de interação entre seres vivos e o seu ambiente, rompendo os parâmetros da teoria do germe que são, em essência, concepções químicas do germe.

Isso tudo soa para a medicina oficial atual o que soou para os médicos da época de

Hipócrates, quando ele disse para o doente sair (mentalmente) dos templos, que não tinha que pedir perdão para os deuses pelo seu adoecimento, não era uma praga dos deuses, dos espíritos, era doença, era algo substantivo acontecendo no seu organismo.

Mas a cultura ocidental incorporou essa noção médica, ela está introjetada, é senso comum, no pensamento ocidental. Falamos de doença como algo que nos acomete, que vem de fora e cai sobre a nossa cabeça e depois nós a expulsamos. Claramente ontológica, e sustentada modernamente pela teoria do germe. O impacto dessa tese é muito caro à cultura ocidental baseada na noção dicotômica do bem e do mal, de Deus e do diabo, do germe como um demônio, uma praga produtora da doença. E a febre é matar o germe, prescrever antibióticos. As pessoas vão ao médico com a expressão "estou com uma infecção" na ponta da língua, pedem logo um antibiótico, e ele dá.

Não podemos deixar de reconhecer a importância da química, o que se defende é submetê-la aos princípios naturais, da biologia. Não podemos aceitar o avanço da engenharia-biológica, que tenta imitar a natureza para criar substâncias, mecanismos vivos, organismos inteiros com pseudo-vida, alimentos e seres com sérios impactos para o planeta – nossa saúde inclusa, o ambiente total.

Minha defesa é valorizar a complexidade biológica dinâmica que é o organismo humano, mais do que isso, resgatar a aceitação de que o organismo humano é um sábio.

Existe no campo sociocultural uma fragilidade latente que afasta cada vez mais os indivíduos da realidade de como as coisas nos são oferecidas. Elas estão cada vez mais acessíveis, prontas, e nós às aceitamos, sem perceber. A medicina está atada por esse nó gordiano, e um dos atores capazes de desatá-lo por nós é o médico. Mas é preciso ter coragem, ousadia de artista, ou despojamento da ambição financeira, status, ego. Ser apenas um cientista é pouco.

Os sinais de trânsito de nosso organismo

Temos um poderoso, eficiente e inteligente sistema de controle de tráfego em nosso organismo e a medicina não costuma valorizar. Nós mesmos negligenciamos as leis mais elementares de nosso tráfego interno e externo. O médico é um patrulheiro chamado ocasionalmente para arbitrar conflitos e toma decisões baseado num sistema estranho ao corpo humano. A dor e as reclamações dos pacientes em geral são vistas por essa medicina como um acidente de trânsito. Quando este acontece, estuda-se o cenário local, desobstrui-se a área para o tráfego continuar, e aplica-se pesada multa ao infrator sem a investigação honesta segundo os princípios naturais. Alguém se machucou, a avaria foi parcial ou total? O seguro cobre?

Com a descoberta da quimioterapia, o papel do corante no tratamento do germe, a indústria dos corantes se ramifica. Progressivamente ela se diferencia no braço farmacêutico, musculoso, que defenderá a medicina que nasceu nos séculos XVIII/XIX. A indústria química e a medicina estrutural se desenvolvem juntas. E uma depende da outra. A medicina estrutural, do corpo sólido, e a doutrina médica baseada nessa percepção admitem que o corpo hospeda uma doença; essa doença como entidade se traduz pela presença da lesão de um órgão interno vital, e os sintomas que o paciente apresenta seriam uma verbalização da lesão, como se fosse uma linguagem e o médico deveria decodificar a linguagem da lesão. Decorre que muitos dos sintomas, que acontecem durante o estado lesional de adoecimento, são manifestações de alterações do sistema nervoso autônomo, e até mesmo processos de busca de cura pelo próprio organismo. Do ponto de vista da visão funcional ou fisiológica, a dor, na verdade, é um alarme do sistema funcional orgânico, uma luz vermelha que acende no sistema, a partir de sensores, um aviso de que está havendo problemas em determinados pontos do sistema. Mas na visão anatomoclínica, na visão da medicina estrutural lesional, em toda a semiótica dessa medicina, interpreta-se os sintomas significativos como a linguagem da lesão e o próximo e único passo é o processo de intervenção médica na base estrutural. Todos os livros de medicina interna, clínica, estão estruturados a partir da divisão do adoecimento humano pelas várias partes do organismo. São organizados em doenças do aparelho digestivo, do aparelho urinário, do fígado, do sistema nervoso central, doenças cardiocirculatórias.

Em suma, todo o processo de estruturação de conhecimento está vinculado à questão do local do adoecimento. Uma didática localista. Sabe-se que todo conhecimento constrói o seu próprio objeto. No caso da medicina, esse objeto é a doença lesional, ou seja, os limites do conhecimento são os limites do objeto de conhecimento. Dito de outra forma, enquanto a medicina estrutural foi avançando ela foi delimitando o seu objeto de conhecimento, a identificação da lesão como diagnóstico da doença. Essa medicina nomeia a doença, afasta o ser da enfermidade, o indivíduo doente, e passa a abordar o objeto que ela construiu. Vimos que essa medicina nasceu nos hospitais, onde estão os doentes em fase avançada de adoecimento, e a clientela é quase que exclusivamente lesional, mas essa não é a realidade de todos dos pacientes que buscam a medicina.

Mais de 70% dos pacientes não apresentam lesão, são pacientes ditos funcionais.

A medicina de base estrutural, lesional, apesar das evidências da realidade, domina a cena médica. Para os americanos, a salvadora de vida, heróica.

Isso impacta muito o imaginário da cultura, e dos próprios médicos. A medicina oficial é excelente na sustentação da vida de um acidentado, de um queimado, ao retirar um órgão gravemente enfermo, de trocar um órgão. Esse é o território dessa medicina e o seu espaço privilegiado é o hospital. Ali ela anda bem, tem habilitação, é boa motorista, vigilante rodoviário, carro guincho, mecânico, socorro garantido.

Uma verdade sobre
os hospitais

Para a medicina oficial, o hospital é a Meca de produção do conhecimento médico. A formação médica é marcada fortemente pela influência hospitalar. Os hospitais-escola, universitários, são o centro da reprodução do conhecimento médico. Embora a maioria dos médicos não atue no ambiente hospitalar, e, portanto, em contato com outra realidade, com o paciente não lesional. Isso vai produzir um problema de proporções muito grandes na prática médica, tanto na prática privada quanto na pública.

Deveríamos ter a formação de dois tipos de médicos, hospitalar e extra-hospitalar?

Um médico que conheci chegou a uma hipótese muito cruel: "fora dos hospitais, os médicos deveriam tratar de gente, nos hospitais eles tratam de órgãos lesados."

Outro médico, com quem pensei ter sinergia e pensamentos afinados, decepcionou-me tristemente, pois ouvi dele frases tais como "por isso eu não gosto de paciente...", ao se referir às reclamações e irreverências tradicionais de pacientes, idosos, por exemplo. Deste mesmo médico eu precisei de uma informação, sobre uma dor inguinal, que eu intuíra ainda não se tratava do que "os médicos" chamam de hérnia. Eu estava construindo uma casa com as próprias mãos, no interior da Bahia, no Brasil, e ao levantar uma tora de madeira senti minhas vértebras pressionadas. Fiquei dois dias sem mover-me da cama, movia apenas o pescoço, pensei que nunca mais caminharia nas próprias pernas. Voltei a ficar de pé, sem mais dores e sinal daquele grave erro que cometi comigo mesmo, mas surgiu a tal dor inguinal que sinto ocasionalmente até hoje, desde 2006, em progresso lento, mas contínuo de superação. Pois bem, naquela época, liguei para o tal médico, que eu pensava fosse meu "amigo", apenas para pedir-lhe informações de anatomia, trocar impressões, aprender um pouco com ele, já que era difícil àquela altura eu pesquisar em outras fontes e dada a situação. Mas ele estava saindo de férias "no dia seguinte" e não poderia conversar muito. Mais tarde descobri outra maldade do mesmo médico, envolvendo a previsão de terminal de uma pessoa muito, muito querida, que afinal felizmente permaneceu entre nós por muito mais tempo, vários anos além, bem diferente da tal previsão cruel... Isso sim, no mínimo, no é arte médica, é menos do que O Elo Perdido da Medicina.

Na medicina estrutural, tanto nos consultórios particulares, quanto nos hospitais, os médicos tratam das supostas avarias ocorridas nos locais acidentados no corpo humano. Baseados na percepção genérica da medicina que praticam, ignorando a individualidade e complexidade do organismo humano, sem o encantamento de estarem diante de uma maravilha.

Grande parte da demanda médica fora do hospital é de pacientes que não apresentam alteração estrutural, lesão identificada. Há mesmo casos em que uma inflamação não está instalada, ela ocorre ocasionalmente, segundo as defesas do próprio organismo que provoca ali naquele ponto um aviso, PARE, inflamou. O caso da "minha" dor inguinal, por exemplo, em que a inflamação não estava instalada. Iniciava o processo de injeção anormal de humores com cargas elétricas desequilibradas... E doía. E a causa era em outro processo... Mas a medicina de base lesional, tendo como objeto a lesão, a diagnose da doença, usa intensivamente os métodos de imagem. Essa medicina faz isso em todas as pessoas que a procuram. Seja qual for a queixa, qualquer que seja o sintoma, precisa passar pelo "screening" dos métodos detectores de imagem da lesão. Isso é tão mais intenso quanto maior for a disponibilidade de métodos de imagem. O médico vai diretamente da queixa ao exame complementar, sua muleta. Busca enquadrar o reclamante num diagnóstico de base lesional. Na melhor das hipóteses, depois dos screenings, não encontrando nenhum diagnóstico, o médico faz diagnósticos de situações meramente funcionais. Nos diagnósticos em ambulatórios da Previdência Social a maior frequência é de QUEIXAS VAGAS E MAL DEFINIDAS, que não é um diagnóstico, mas uma rotulação médica, e que mostra um grau de desconhecimento médico daquela realidade. Quer dizer, são vagas e mal definidas para o aparato cognitivo desse médico, e gasto precioso de recursos do setor público no diagnóstico.

Outro grupo de diagnóstico muito frequente são os diagnósticos que levantam a possibilidade de problemas de ordem psíquica, reforçando a dicotomia mente-corpo. Dizem: isso é um distúrbio neurovegetativo, um distúrbio emocional, psicológico, ou ansiedade,

depressão, insônia, que são diagnósticos sintomáticos. Dito de outra forma, os pacientes não
enquadrados nos diagnósticos nosológicos de
base lesional, são classificados de "funcionais",
mas sem o aprofundamento no que é funcional.
É a vertente hegemônica do pensamento médico,
focada no corpo sólido, estrutural. Que não considera o funcionamento do organismo, as dinâmicas biológicas funcionais do organismo, regu-
latórias, e todo o conjunto de categorias funcionais que acontecem num sistema complexo biológico, como é o corpo humano, o ser vivo. O médico pensa no conjunto de sintomas, e constrói
um raciocínio diagnóstico. Na medicina de base
lesional, e, sobretudo, na medicina dos especialistas, há um juízo de valor sobre as várias doenças e, em vez de raciocinar sobre as probabilidades dentro da apresentação clínica do paciente,
identificando as probabilidades fundamentais a
serem trabalhadas, essa dinâmica do especialista faz um raciocínio de triagem, de checagem
se determinadas doenças estão presentes ou não.
A dor torácica, precordial, por exemplo: são várias as causas dessa dor, mas para qualquer paciente adulto, o médico especialista obrigatoriamente fará todo o esforço para afastar ou confir-
mar se a dor é de origem cardíaca.

Há uma hierarquia sobre a questão do coração, justificável, pelo fato de este ser um órgão vital, cujas vulnerabilidade ameaça a vida. Mas, todo o diagnóstico é de base probabilística, e o médico pratica um raciocínio com base probabilística. Com isso ele faz uma checagem, baseada num juízo de valor, de especialista. Entram em cena o cardiologista para checar os problemas do coração; o pneumologista para checar os pulmões; o reumatologista, às vezes, procura problemas estruturais da caixa torácica, e assim por diante.

Ora, o raciocínio diagnóstico é essencialmente de base indiciária. Para o médico montar um quebra-cabeças, pegar os indícios, as pistas, e caminhar na direção das possibilidades maiores, uma investigação policial; quem é o culpado, e não acusar antes de ter provas. Com frequência, o médico pega pistas parciais, orientado pelo vício do especialista, sem base particular nenhuma, e, através de exames, confirma sua suspeita. Os "screenings" dos especialistas, além de provocarem desgastes na relação médico-paciente, são onerosos financeiramente, e principalmente para o corpo humano. Quantos exames são necessários? Quando o paciente realmente precisar de exames, já estará no limite da carga.

Numa época bem mais adiante, procurei um médico e reclamei daquela dor na virilha. Após esperar na antessala, repleta de pacientes, ouvindo obrigatoriamente a TV ligada a esmo e ao sabor da programação predileta da recepcionista, com o volume alto, sou levado para a sala de Raio X. Foram "batidas chapas" de três posições diferentes no mesmo local. Quando o médico viu as radiografias, não gostou e pediu que elas fossem refeitas. Mais bombardeio de Raios X no paciente, em mim. No passo seguinte, o médico olhou para as novas radiografias por menos de um minuto e identificou o problema e a terapêutica: aplicações diárias de ondas curtas, laser e choques elétricos, durante dez dias. No quinto dia, não havendo nenhuma melhora, pelo contrário, aumento da dor, abandonei o tratamento e procurei outro médico, pensando que era um artista. O final da história vem mais adiante.

Um indivíduo submetido aos exames desnecessários, de radiação ionizante, como os Raios X, é exposto a irradiações cumulativas para a vida. Quando talvez realmente precise de exames no futuro, estará praticamente no limite de carga de exposição.

Quando vivia na Bay Area de San Francisco, Califórnia, conheci um professor de

Biologia Molecular da Universidade de Berkeley, John W. Gofman (1918-2007), que estudou a fundo as radiações de Raios X. Ele foi ex-diretor do centro de radiobiologia da NASA, se aposentou e continuou estudando a exposição dos métodos diagnósticos na medicina. Revelou dados assustadores do excesso de exposição. Por exemplo: cerca de 15% a 20% dos cânceres de mama, nos EUA, são devidos ao exame de mamografia, pela carga de exposição aos raios X a que as mulheres são expostas.

As mulheres devem vigiar as mamas, mas o foco não tem que ser a monitoração frequente por esta via agressiva. Há métodos naturais e eficientes, inclusive domésticos. É um absurdo, exames de mamografia de seis em seis meses, é uma carga brutal de raio X. Além disso, o elo com a obesidade, o erro dietético, e tantos outros fatores devem ser monitorados.

O problema é delegado à dinâmica dos "establishment" da medicina, ao uso intensivo de tecnologia médica, como a abordagem preventiva do câncer de mama, por exemplo.

Um procedimento defensivo dos médicos que seguem uma tendência perpetuada nos Estados Unidos, onde floresceu uma indústria jurídica que investe no erro médico.

Uma indústria jurídica que responde às demandas das Bolsas de Valores – os principais acionistas dos conglomerados da indústria farmacêutica, são os mesmos dos principais grupos financeiros do mundo que, por sua vez, agregam as principais companhias de seguro, e as de resseguro também.

Além da falta de cultura de medicina interna na América, diferente da medicina dos clínicos como na tradição europeia, pressionados pelo risco das demandas judiciais, os médicos utilizam, como artifícios defensivos, métodos de diagnósticos amplamente de base tecnológica e é o pobre do paciente que vai pagar o preço disso. Falta total de consciência dos atores envolvidos.

A realidade mostra que o erro médico é muito mais provável pelo excesso dos meios diagnósticos, ou da intervenção médica excessiva, do que pela omissão médica. Praticamente não existe omissão nessa medicina tecnológica de investimento de capital como é a americana. Os erros médicos ocorrem, na maioria, pela superexposição, a prescrição de vários medicamentos desnecessários, as cirurgias desnecessárias, que não são consideradas erro médico pelo aparato jurídico. Aparato este baseado num arcabouço leigo vigente, que investiga numa morte por ataque cardíaco se o médico fez ou não determinado exame, ou abordou a questão daquele órgão causa mortis. Deste modo, o médico preventivamente fará essa abordagem, criará um histórico protetor, mesmo se desnecessário, em detrimento dos interesses do paciente, ou da demanda real do seu quadro clínico.

O Brasil assim como a Europa, a Australásia, Índia, o mundo todo repete esse status quo.

Química?
Devagar que o santo é de barro

A química é fundamental, permitiu grandes avanços à humanidade, o problema é a hegemonia do pensamento químico, a falta de controle sobre a intervenção química. A química é uma arma poderosa de intervenção na natureza. Seu poder de intervenção oferece riscos enormes tanto ao organismo quanto ao ambiente total, que por sua vez reflete-se no organismo humano. Não sugiro desmontar a terapêutica química. Proponho o bom senso, a utilização do conhecimento humano acumulado, para continuar aprendendo com o organismo. Confiar apenas numa corrente de conhecimento é pouco, é burro, ou egocêntrico, e esta é uma "doença" difícil de tratar.

Dados oficiais americanos (2016) mostram que morrem de Câncer 200 mil pessoas/ano, e o mesmo número por efeitos colaterais de medicamentos químicos, nos hospitais; três milhões de pessoas ficam severamente comprometidas por complicações da terapêutica com remédios prescritos por médicos. A questão é que a terapêutica química é tóxica, e isso se reflete nas estatísticas de causa mortis. Como isso acontece?

Ao prescrever um medicamento, o médico pretende induzir uma ação, e espera que essa ação se efetive. Chama-se isso de ação esperada do medicamento. A noção da bala mágica.

Essa construção permeia todo o campo da quimioterapia. Não se pensa de outra forma. Quando acontecem, e frequentemente acontecem, os chamados efeitos colaterais, são chamados de efeitos inesperados.

Mas ninguém assume a responsabilidade desses efeitos, tampouco a indústria farmacêutica. O médico segue essa mesma tendência e o paciente sozinho arca com o efeito colateral da droga. Ora, o efeito colateral da droga é o efeito da substância química e ponto final.

Estariam os médicos negligenciando esse conhecimento?

Repetindo, existem três tipos de efeitos de substâncias químicas estranhas (sintéticas) no organismo. O efeito esperado, dito inesperado, vamos chamar de efeito tóxico, efeito do trabalho do organismo para eliminar a droga – a metabolização que toda droga "química" estranha ao organismo lhe obriga a fazer.

Tomemos o Vioxx, um anti-inflamatório, por exemplo, num tempo curto ele é razoavelmente seguro (cerca de 30 dias). Mas, depois de 90 a 180 dias ele coloca o organismo sob um risco enorme. Esse é o ponto fundamental. Por isso a quimioterapia moderna é uma terapêutica toxicomolecular. Uma droga produz complicações, então é tóxica, se não fosse tóxica ela produziria somente efeitos benéficos.

O Vioxx foi oficialmente retirado do mercado em 2004, mas era possível encontrá-lo em estoques de algumas farmácias, pelo menos até enquanto escrevi este livro. No dia em que a Merck determinou a retirada de seu medicamento do mercado, as ações do laboratório caíram 27%. Somente em 2007, a Merck pagou 4,85 bilhões de dólares em indenizações relacionadas a 50 mil processos judiciais e, em 2010, foi cobrada em mais 950 milhões de dólares pelas investigações do governo norte-americano. E não parou aí.

Ou seja, a terapêutica química em si é tóxica. É preciso criar a consciência disso, para se lidar com mais segurança com essa terapêutica.

Quanto mais tempo você usa um medicamento, maior o risco de sobrecarga. Os médicos não trabalham com essa relação de forças, a ignoram.

Eles colocam a toxidade no campo do não usual, como se fosse uma infelicidade, um infortúnio do paciente. E transferem a responsabilidade para o paciente. Não é incrível isso?

O aparato jurídico americano não aceita essa versão médica e costuma impor pesadas sanções aos laboratórios farmacêuticos. Não é por acaso que a indústria química, sobretudo nos Estados Unidos, trabalha com um "markup" (margem de lucro sobre o custo do produto) substancial para fazer frente às possíveis demandas jurídicas.

O consumidor americano paga quase cinco vezes mais por um remédio, para provisionar possíveis condenações da indústria química americana.

Atualmente, na América, os laboratórios exercem uma pressão no governo para proibição de medicamentos estrangeiros, porque os medicamentos vendidos no Canadá, por exemplo, chegam a custar um quinto do preço dos vendidos nos Estados Unidos. Quer dizer, a indústria farmacêutica americana sabe da toxidade dos seus medicamentos.

Caso Beltrex: Um executivo da Pfizer, pressionado pela justiça (ele havia deixado o board da empresa), revelou que os estudos feitos pela Pfizer já haviam detectado os seus efeitos tóxicos, mas a empresa decidiu lançá-lo mesmo assim, porque havia feito investimentos muito grandes. Como era sabido que os efeitos tóxicos aconteciam depois de 90 dias, e a maioria dos usuários o usaria por um período curto, a decisão foi "correr o risco". A empresa fez o seguinte cálculo: o valor investido era "x"; mantê-la no mercado por apenas cinco anos lhe daria uma lucratividade "z", uma vez aplicado um markup "y", de modo a acumular um provisionamento financeiro para possíveis condenações que o medicamento pudesse provocar. No caso citado anteriormente, do Vioxx, até a decisão de descontinuar a droga, o laboratório Merck faturou cerca de 40 bilhões de dólares e provisionou outros 10 bilhões para futura demanda jurídica. Na Agência de Notícias Reuters, para citar uma fonte oficial de informação pública, há fartura de casos de "settlement", acordos com a justiça, tanto da Pfizer, quanto a Merck e outras empresas do ramo, aceitando a culpa e o pagamento de centenas de milhões de dólares. Esse é o jogo da "big farma", uma indústria que não joga para perder. A "big farma", isto é, a indústria farmacêutica, nasceu das farbes alemãs vinculada à indústria química clássica dos corantes. Toda essa indústria, desde a sua origem até hoje, vem sendo controlada por seletos grupos internacionais - acionistas. Com uma lucratividade fantástica, que chega a 1.000% em cada medicamento. O próprio departamento de Marketing da Pfizer, segundo reportagem da Reuters, admitiu, perante ao Departamento de Justiça americano, culpa em estratégias de venda para médicos recomendando a prescrição do medicamento Beltrex para situações de enfermidade diferentes das originais do medicamento, cuja prescrição original ficou provada lesiva aos pacientes. Mais ainda, declararam em juízo, no momento do acordo de pagamento de multa, que financiavam encontros de médicos em luxuosos resorts e ações persuasivas do gênero. Esta é a medicina "dessa gente".

Recentemente, o setor financeiro, sabedor dessa lucratividade, investiu forte nas ações dessas companhias e fez com que houvesse grandes fusões de companhias, porque o mesmo grupo financeiro era dono de duas, três ou quatro indústrias farmacêuticas. O J.P.

Morgan, por exemplo, é o grande proprietário da indústria farmacêutica, tem participação em mais de 20 grandes indústrias farmacêuticas. Sendo que, das cinco maiores, ele é o acionista majoritário. A J.P. Morgan, a Exxon Móbil, a Pfizer, para ficar no mesmo exemplo, formam um mesmo grupo controlador. A concentração de capital financeiro da indústria farmacêutica radicalizou a lógica dessa indústria.

Se antes ela tinha forte vínculo com a pesquisa médica mais orientada, ou um traço científico, ou um compromisso maior com a saúde, isso desapareceu completamente, pois faz parte da indústria de investimento de capital. Existe para dar retorno aos seus acionistas.

Pela lógica do capitalismo, essa indústria, como todas as demais, é voltada para a maximização do "turn over" (retorno de investimento de capital). Isso provoca um movimento agressivo no sentido do retorno financeiro, da lucratividade. Um movimento de ganho de mercado (de produção ou na bolsa de valores).

Uma das estratégias de marketing para atingir esse objetivo é a obsoletização de certas drogas e o lançamento de novas drogas constantemente, porque a nova droga vai lhe dar o monopólio por cinco anos, garantir a lucratividade e o "market share". Essa indústria é movida por essas duas lógicas: a lógica do mercado, de marketing, e a lógica da nova droga e obsoletização da anterior. Essa é a *leitmotiv* ("lei condutora", palavra oriunda do alemão) da indústria. Ela faz isso para ampliar cada vez mais o consumo de medicamentos químicos. Mas, além das técnicas de propaganda e marketing, que vão desde o posicionamento dos produtos por classe terapêutica, design de embalagem e propaganda mesmo (sedução), para seduzir e capturar o consumidor em potencial, há ainda uma estratégia mais ardilosa.

Eis o cenário: Em vez de se preocupar com a pesquisa médica, voltada para a saúde, a indústria química farmacêutica passa a se preocupar com os grandes males que afetam a população global, os grandes sintomas que provocam o consumo. Não é através das doenças que ela procura desenvolver o seu mercado, é através dos grandes sintomas que provocam o consumo de drogas.

QUANTO VALE NO MERCADO A DOR DE CABEÇA, AS DORES NA COLUNA, O CANSAÇO, A DEPRESSÃO?

São sintomas extremamente frequentes, e a indústria química se especializou nesses sintomas. Se você não conhece um "remedinho" para dor de cabeça, entre numa farmácia e receberá no balcão uma indicação, ali, na hora, sem pagar consulta, pague o produto no caixa e passe um bom dia.

Já mencionamos a declaração de um executivo da indústria química farmacêutica no americano Herald Tribune e não custa repeti-la:

"O PRIMEIRO DESASTRE É SE VOCÊ MATA AS PESSOAS, COM UMA DROGA. O SEGUNDO DESASTRE É SE AS CURA. AS BOAS DROGAS DE VERDADE SÃO AQUELAS QUE VOCÊ PODE USAR POR LONGO E LONGO TEMPO"

Aqui vemos a maldade, crueldade, contra a sapiência do organismo humano. Uma luta injusta. No entanto, burra também, porque é travada por nós mesmos, ignorantes do que acontece nessa indústria mal-intencionada, ou voltada para o lucro, apenas.

Não há o menor interesse em curar o paciente. Não há o investimento na direção da cura. Aliás, cura é uma palavra quase proibida entre os médicos, tacitamente eles sabem que não podem prometê-la, e assim o fazem sem dó. É um cenário perverso, dotado de armas poderosas, úteis, é verdade, mas perigosas, tais como o Public Relation, as técnicas de marketing e propaganda, a comunicação corporativa e a nova onda chamada responsabilidade social empresarial, tudo teoricamente a serviço do homem, do consumidor, mas que funciona como a água do mar para quem está com sede.

Hoje em dia, os laboratórios farmacêuticos detêm 95% das pesquisas em terapêutica química. Praticamente não existe mais pesquisa independente, fora dos laboratórios farmacêuticos. E, se levarmos em conta que as indústrias farmacêuticas financiam grande parte das pesquisas produzidas nas universidades, acabam exercendo sua influência na definição das linhas de pesquisa. Fazemos questão de reforçar esse *status quo*.

Colocando em perspectiva a terapêutica médica em relação às doenças dos países do terceiro mundo, a indústria farmacêutica não tem o menor interesse na pesquisa em doenças endêmicas ligadas à pobreza. Essas coisas não seduzem os laboratórios farmacêuticos.

O médico e as teorias

A obsessão do médico por fazer parte da sua categoria, a partir do momento que ele incorpora a academia, o torna refratário a novas ideias e novos enfoques para além do oficialismo. Ele também não tem coragem de perder este status para ganhar outro.

Os médicos que resistem à entrada avassaladora da química na medicina, corajosamente, entendem que o sábio organismo humano é uma grande usina química, mas não pode ser reduzido ao seu processo químico. Este é um processo básico de operação, do funcionamento do sistema, mas o mais importante é a sua complexidade biológica; é o funcionamento dos grandes sistemas biológicos; tão ou mais importantes do que os processos químicos, são os processos físicos que acontecem no organismo.

Para contrapor ao mecanicismo químico na medicina, surge a vertente da Medicina Biológica (MB), mas não confunda com "engenharia biológica", que valoriza os processos físicos que ocorrem nos seres vivos – os processos físicos potencializam e dirigem os processos químicos.

A MB deve ser considerada, sobretudo pelos médicos em busca da ampliação de conhecimento, um patrimônio inestimável. A vasta produção médica não hegemônica encontra-se hoje incluída no campo da MB, capaz de estabelecer a convivência harmônica entre os vários saberes médicos.

O modelo hegemônico da medicina oficial exerce um poder tão forte sobre os médicos, que, frequentemente, mesmo praticando terapias não-oficiais, continuam pensando segundo a doutrina oficial. O médico, talvez pela natureza da sua prática, nutre uma forte tendência de cumplicidade com o conhecimento que incorporou. Ora, todo conhecimento é um constructo social. Tem as suas bases no modo de pensar de uma cultura, constrói suas teses, teorias e seu próprio objeto. No caso da medicina, temos a construção de uma doutrina, ou seja, um conjunto de conhecimentos que deve dominar o "saber" sobre o que é o adoecimento humano, o modo ou o processo do adoecimento, a diagnose, a terapêutica e a prevenção. A cumplicidade do médico com a doutrina médica que ele incorporou na academia, o faz extremamente resistente a novas ideias e a novos enfoques para além do oficialismo. Ele sente-se ameaçado, tal como um crédulo diante de questionamentos sobre a sua religião. Embora a concepção de que o funcionamento do organismo está vinculado aos processos químicos celulares seja senso comum na estrutura de conhecimento da Medicina Oficial, o que influenciou fortemente a medicina contemporânea (mecanicista, lesional) não foi a química das funções celulares, mas a química que entrou na medicina através de Pasteur, Koch e Ehrlich.

A química da nova substância ou da substância estranha ao organismo, que nasceu das pesquisas das substâncias antimicrobianas (a quimioterapia).

Conforme visto anteriormente, as noções médicas da especificidade da doença e da especificidade da ação da substância química tornaram-se noções de lastro da Medicina Oficial. A doença ganhou o status de entidade específica, que precede o indivíduo, e da substância química portadora de uma ação específica ao entrar no organismo. Essas duas noções básicas delinearam toda a cosmologia da medicina contemporânea.

Não é possível falar dessa medicina sem falar do seu grande patrão – o Laboratório

Farmacêutico, hoje transformado em Indústria de Investimentos Farmacêuticos.

O pensamento médico está de tal forma modelado pelo "saber farmacêutico", que se torna cego em relação a determinadas produções de seu próprio campo. Como pode a medicina acadêmica, que ensina no ciclo básico bioquímica e biofísica, não valorizar na sua terapêutica os nutrientes essenciais?

A química das funções celulares na medicina (herdeira de Claude Bernard) apareceu de uma forma mais sistemática apenas recentemente, com o movimento da Medicina Ortomolecular e da Medicina Nutricional. Mesmo estando no interior do espectro paradigmático da medicina oficial, a medicina Ortomolecular vem encontrando uma série de resistências, e mesmo oposição sistemática por parte do oficialismo.

A Medicina Biológica engloba uma variada gama de sistemas médicos e práticas terapêuticas. Na verdade, trata-se de uma ampla articulação entre a tradição da medicina natural alemã e europeia, da homeopatia, da medicina chinesa, do empirismo médico e da pesquisa biomédica com destaque para a influência de fatores físicos no organismo.

Embora seja um campo heterogêneo com estímulo ao empirismo médico, podemos identificar na MEDICINA BIOLÓGICA sete principais TEORIAS MÉDICAS.

1.Teoria da Patologia Humoral e Relacional. Recebe também o nome de Teoria da Regulação Matricial, Teoria do Mesênquima ou Teoria de Pischinger. Segundo Pischinger, todo o proces-so biológico se inicia e termina no interstício celular (mesênquima) e não na célula, como admite a Teoria da Patologia Celular e Estrutural (lesão celular), que é à base da patologia da medicina oficial. Tente imaginar essas bifurcações na hora de uma consulta médica, ou, no momento de decisão de um médico no calor de um corredor de hospital... Na concepção de Pischinger é através da matriz que a célula recebe nutrientes, bioinformação, e devolve os produtos a serem excretados. Enfim, interage com o todo orgânico. A matriz seria ao mesmo tempo tecido de junção e estrutural (o organismo não teria forma se não fosse o tecido conectivo), de condução de informa-ções e nutrientes (espaço transicional), de circulação do líquido intersticial (cerca de 18 litros no adulto), e de drenagem das escórias produzidas pelas células. Mais tarde vou mergulhar no oceano que somos, dentro do corpo. Esta última função, intimamente relacionada ao sistema de drenagem linfático. Daí a concepção de que o adoecimento se inicia sempre ao nível da matriz, chamada na Teoria da Homotoxicologia de fase Humoral do adoecimento. A Teoria Homotoxicológica elabora a sua tese etiopatogênica de acordo com os princípios da Patologia Humoral. O mesmo o faz a medicina de Bioinformação ou Biorressonância.

Em suma, a Patologia Humoral e Relacional é o grande instrumento para superarmos a visão estrutural, lesional, localista, reducionista e simplificadora da patologia estrutural e, assim, po-dermos assumir a visão funcional e de integralidade do todo orgânico. Não há qualquer base científica e lógica para sustentar a tese de que é possível o adoecimento de apenas uma parte do organismo. O adoecimento pertence ao todo orgânico, a lesão é parte do adoecimento e não o adoecimento em si, justamente o oposto que a medicina oficial prega e pratica.

2. Teoria da Bioinformação ou Biocibernética. Expressa a concepção de que no organismo complexo os fenômenos físicos predominam, são mais complexos, e se sobrepõem aos fenômenos químicos. Ou seja, os processos físicos comandam e dirigem os processos quími-cos. Essa teoria é oriunda da chamada biologia organísmica, que nasce no movimento de supe-ração da biologia mecanicista e da sua teoria celular também mecanicista. A teoria celular da medicina oficial afirma que o organismo é o conjunto de trilhões de células, arranjadas como tijolos numa construção. Virchow foi um pouco mais adiante e usou a analogia da estrutura geopoliticossocial, e comparou a organização das células como se fossem vilas, cidades, regiões, estados e países. Mas essas construções acabaram gerando uma certa perplexidade, que levou alguns biólogos a se perguntarem como seria possível um organismo funcionar com trilhões de células, quando sabemos que cada célula possui autonomia potencial. Mais importante do que entender a química celular, seria compreender quem comanda as células. Nasce, assim, a teoria cibernética (Ciber em grego é o navegador, que navega, comanda, o barco). Dessa teoria advém a teoria dos sis-temas e a teoria da bioinforma-ção. Obviamen-te, a medicina oficial não seguiu as pegadas da biologia organísmica e mais recentemente da biologia complexa. Permaneceu fiel às suas origens e continuou professando as teses da biologia mecanicista herdeira da física

Newtoniana. Ambos os saberes pertencentes ao sécu-lo XIX. Por esse motivo, dizemos que a medi-cina oficial do século XXI continua filiada ao saber do século XIX, que há muito já foi superado pelos respectivos campos científicos. O uso de máquinas tecnologicamente avançadas pela medicina oficial, não quer dizer que ela tenha incorporado na sua doutrina o background introduzido por suas máquinas. A medicina continua procurando, agora de uma forma mais sofisticada, identificar a presença da sede da lesão (métodos de imagem), para firmar a sua diagnose.

3. Teoria Pleomórfica. A Teoria Pleomórfica se contrapõe à visão Monomórfica (teoria do germe) que é o pilar da medicina acadêmica. A teoria monomórfica afirma que o germe tem o potencial patogênico para desenvolver uma determinada doença, e divide os germes em patogênicos e não-patogênicos. O Pleomorfismo aborda a relação ecológica, de interação, entre os seres vivos, no estado do terreno, na dinâmica dos simbiontes e no estágio patogênico do germe. No Plemorfismo os animais de sangue quente são, na verdade, a evolução de um grande processo simbiôntico entre células animais e vegetais (vírus, bactérias, fungos). Organelas celulares e até mesmo células como as plaquetas, seriam partes da expressão vegetal no organismo animal. Na evolução da espécie humana, de acordo com Enderlein, houve a adaptação de dois principais probiontes: o Aspergillus Níger e o Mucor racemosus. Esses simbiontes, em estado de equilíbrio orgânico, permaneceriam sob forma de probiontes (apatogênico), não identificável. Mas, com o desequilíbrio do organismo, principalmente com as alterações do pH, os probi-ontes evoluiriam para formas mais complexas (ganhariam valência – Ciclogenia), e passariam a irritar todo o sistema orgânico. Enfim, trata-se de uma oposição frontal à teoria monomórfica do germe de Pasteur e Koch – milestone da medicina oficial.

O microscópio de sangue vivo em campo escuro (MCESV), é uma técnica usada e desenvolvida por vários pesquisadores desde o início do século XX. Alguns deles: Robert Bradford, Henry Allen, Hemaview, Dr. Michael Coyle, Antoine Béchamp, Gaston Naessens, Günther Enderlein, Royal Raymond Rife, Emanuel Ravici e muitos outros. Eles chegaram a conclusões muito diferentes sobre a causa da doença que ainda hoje são aceites ou desconhecidas, contrariando a teoria de Pasteur, que defendia o monomorfismo em que microrganismos são imutáveis e o terreno envolvente não interessava na sua origem. Para Pasteur, os microrganismos não alteram a sua morfologia, pressupondo um meio definido (infeção). Contrariamente, a teoria do Pleomorfismo, os mi-crorganismos alteram a sua morfologia, para se adaptarem ao meio (simbiose). A afirmação da teoria do pleoformismo subverte a medicina acadêmica. O pleomorfismo é praticado através do estudo do sangue em campo escuro, a análise do sangue vivo, ali, próximo do paciente. A terapêutica baseada nessa teoria utiliza a Isopatia – diluição homeopática dos principais simbiontes, e a regulação do terreno biológico. Recentes descobertas no campo da biologia corroboram essas teses elaboradas na década de 1920. Descobriu-se que o DNA da mitocôndria não é igual ao do núcleo e que as enzimas plaquetárias são fitoenzimas. Enderlein, um dos pesquisadores do pleoformismo, chamara a atenção sobre a mitocôndria ser uma inclusão bacteriana na célula animal, ocorrida no processo de evolução. Também o fez em relação às plaquetas ao afirmar que elas não são derivadas das células-tronco (stem cell), e sim liberadas a partir do processo probionte das hemácias. A partir dos estudos da renomada professora e pesquisadora americana Lynn Margulis (1938-

2011), passou a não existir mais qualquer dúvida em relação à mitocôndria – trata-se de uma inclusão bacteriana na célula animal.

4. Valorização dos processos bioxidativos / Oxiredução. A MB foi fortemente influencida por Otto Warburg (1883-1970), pesquisador e intelectual alemão, único ganhador do Prêmio Nobel de medicina duas vezes. Warburg foi o responsável pelas principais descobertas sobre o ciclo oxidativo da respiração celular, que levaram à descoberta do ATP. Ele detectou a mudança de padrão respiratório da célula cancerosa (aeróbio/oxidativo na célula normal, e anaeróbio/fermentativo na célula cancerosa) e trabalhou com a referência de que ela é uma célula desadaptada, e infinitamente menos evoluída do que a célula normal e, portanto, mais vulnerável, em especial em relação à capacidade de utilizar o fator vital oxigênio. Segundo Warburg, todo câncer nasce em ambiente de baixa ou nenhuma oxigenação, e isso passou a ser referência básica para a MB, em especial, no tratamento do cân-cer, em seguida generalizado para as demais doenças degenerativas. Manfred von Ardene, aluno de Warburg, criou o Instituto do Oxigênio, produzindo volumosa pesquisa aplicada, sustentando a terapia bioxidativa. Esta terapia favorece a oxidação celular pela oferta de oxigênio, revertendo ou prevenindo os terrenos degenerativos/neoplásicos. Dentre as terapêuticas bioxidativas hoje usadas estão a oxigeno-terapia multistep, o oxigênio hiperbárico, a terapia com peróxido de hidrogênio, a terapia HOT (hematogenic oxidation therapy) e UVB (quimio-luminescência) e a ozonioterapia.

5. Teoria do foco e do campo interferente. Admite a possibilidade de que processos irritativos focais possam afetar globalmente o organismo. Ou seja, é possível que alterações teciduais/mesênquima possam se constituir em fontes de irritações/ruídos para o sistema como um todo, com grande desarranjo para a economia do organismo. Daí a valorização dos focos dentários, amigdalianos, apendicites crônicas, disbiose, cicatrizes, sinusites etc. Sobre esta teoria se desenvolveu a modalidade terapêutica da Neuralterapia.

6. Concepção Funcional do Organismo. Valorização da complexidade funcional do organismo, segundo o modelo da Patologia Humoral, sem reduzir o "funcional" à "química celular" como é o caso da medicina ortomolecular. De que adianta dar um nutriente a um organismo intoxicado, em déficit de absorção, em processo catabólico. Em vez de nutrir, poderá funcionar como uma sobrecarga. A Medicina Biológica está centrada no suporte à vida, nos processos biológicos que mantêm a vida no organismo. É estudando as funções vitais que se pode compreender o adoecimento e, então, buscar o tratamento ideal e a cura. A MB atua no plano das funções (medicina funcional), e considera a lesão (objeto da medicina oficial) o ponto extremo do processo de desarmonia funcional. Como terapêutica adota o suporte funcional em detrimento da química toxicomolecular. Os médicos da medicina oficial estão surdos a este princípio tão óbvio.

A célula é o alvo errado

Na virada do século XIX, Max Planck, que iniciara os primeiros estudos da termodinâmica, quase por acidente, ao se interessar ela termoeletricidade e entropia, estabeleceu a teoria quântica, que explica toda a integração existente entre energia e matéria na natureza. Demorou, entretanto, quase mais um século para o meio científico começar a confiar nessa teoria. Mesmo sem a teoria quântica, entretanto, já errava o alvo a bala mágica adotada pelos médicos terapeutas mecanicistas, fiéis à medicina hegemônica patrocinada pela indústria farmacêutica. O tratado "Patologia Estrutural e Celular de Robbin" mais tarde com outro título, "Tratado de Patologia Estrutural e Funcional", pode ser visto na biblioteca de todos os médicos, como uma bíblia. Norteia o modo como se percebe o adoecimento humano, através das construções do que é a doença (Patologia) e como ela surge (fisiopatologia).

Não defendo que este monumental trabalho científico seja descartado. Minha perspectiva é mais ambiciosa do que isso. Meu sonho é ter uma massa crítica de médicos a clinicar com a "Mentalidade de Saúde" e com os olhos abertos para todas as nuances do caminho da terapêutica. Mais do que isso, é abrir a cabeça da classe médica para o fato de que são meros instrumentos de estudos, instrumentos precários, diante do saber intrínseco do Organismo Humano. E só é possível alcançar este ambiente do saber natural olhando para cada indivíduo, cada ser humano, esta maravilha maior e única da natureza. Mas é preciso ter coragem para este posicionamento humilde. Vejamos: o radical grego pathos dá origem à palavra patologia cujo significado na medicina foi reduzido ao de estudo das enfermidades. Etimologicamente páthos significa sentimento de dó. Este radical dá origem também à palavra compaixão e simpatia, ambas intimamente ligadas ao significado de sentimento "pelo" ou "com" o outro, de acordo com a acepção aristotélica, cristã ou não-cristã e o nietzschianismo. A própria palavra "simpatia" possibilita à medicina explicar a relação entre humores, corpo e mente, ou de um órgão com outro. Em todos os empregos está contida a noção de afecção ou afeição, palavras derivadas do latim *affectio*, de significado igualmente ambivalente, ligada a sentimento. Em direito dá origem à expressão *Affectio Societatis* que significa "afeição social entre duas partes, entidades, pessoas". Afecção, na medicina, define qualquer alteração patológica do corpo. Vulgarmente é empregada para definir sentimento de inclinação a algo ou alguém. Há ainda o termo "afetado", de emprego mais óbvio, mas na origem ambivalente e, portanto, contraditório. Isso posto, como um médico poderá ouvir o paciente reclamante, ou enfermo mesmo, apenas como quem já estudou aquela provável enfermidade, preconcebida, ou que será diagnosticada com base em escrutínios de máquinas? Pior, praticar uma terapêutica ou ministrar um remédio específico que teoricamente funciona em afecções apenas similares? Reducionismo brutal. Sem mencionar que ele não está inclinado com afeição, simpatia ao ser antes da máquina.

Curioso é saber que a palavra paixão serve também para definir sensibilidade, o entusiasmo que um artista transmite através da obra; calor; emoção; vida. Descartar isso tudo na prática médica é o começo de um erro muito grave.

Desde a Grécia de Aristóteles, o conhecimento e as ciências têm oscilado entre a tendência de privilegiar a estrutura ou a forma, em termos de percepção da natureza, dos objetos, das coisas.

O significado original da palavra patologia é tão importante quanto o conhecimento grego sobre os humores, o sangue e demais líquidos do corpo humano, assim como as célula e todos os órgãos são o terreno biológico em que a maior parte são os líquidos, intimamente relacionados à natureza total que nos rodeia.

No pensamento mecanicista, a noção de estrutura está baseada na célula, e a célula seria o átomo da matéria viva, essas células comporiam os órgãos e tecidos. O organismo seria composto por trilhões de células como tijolos de uma construção. Ora, é sabido que uma célula tem autonomia, e funciona individualmente. É capaz de se diferenciar, executar os seus processos de maneiras variadas. Como é possível um organismo com trilhões de células (indivíduos) funcionar segundo o modelo mecanicista do organismo como um simples ajuntamento de células, de indivíduos? Pior, como relativizar para um grupo de seres humanos ao tratá-los da mesma forma?

Para esse sistema vivo funcionar é preciso que haja um sistema regente, é fundamental que esse sistema seja organizado, ao qual as células obedeceriam. Daí surge a tendência organísmica, mais importante do que ficar estudando a célula, que é a pequena parte, para depois falar do todo, do corpo, deve-se entender como esse sistema funciona. E nasce então o conceito de cibernética. Entender quem comanda o sistema – "ciber" quer dizer "navegador" –, quem dirige este sistema. Surge a proposta de organismo como um sistema de cibernética, de organização.

Daí derivam também as teorias dos sistemas vivos, em particular. A cibernética aprendeu muito com a biologia. Copiou o sistema binário ("on" e "off") biológico de regulação autonômica (sistema nervoso autônomo) para servir de base para a informática nascente. A medicina não acompanhou as propostas da concepção organísmica, manteve-se   fiel à tradição mecanicista da teoria celular mecanicista. Também conhecida como Teoria de Virchow. Na verdade, esse autor não pensou no organismo nessas bases do ajuntamento de células, ele também não pensou o organismo como sistemas hierárquicos. Chegou a criar a noção do funcionamento do organismo à semelhança dos sistemas geopolíticos nos quais você teria os países, as cidades, o lugarejo, a pequena comunidade, criando uma correspondência   para   o funcionamento do organismo. Virchow não pensou na forma mecanicista hoje concebida pelos médicos e biólogos mecanicista, mas essa teoria acabou levando o nome de teoria celular de Virchow.

No pensamento científico que rege a medicina, a célula é estudada, e deste estudo conclui-se sobre um órgão que tem milhões de células. Daí é estabelecida a noção essencial de que o todo é a soma das partes, e essa é a essência do pensamento mecanicista em relação ao organismo complexo.

Com o surgimento do pensamento organísmico, complexo na biologia, a noção da matemática linear se desintegra e caminha-se naturalmente para a matemática algorítmica, probabilística – a matemática capaz de lidar com os sistemas complexos. Vejamos: quando você junta duas células hepáticas é uma coisa, quando você junta dez células é outra coisa, e assim por diante. Os sistemas complexos não podem ser abordados pela noção da matemática linear. A complexidade, por exemplo, da previsão do tempo, dos vários fatores que interagem, das probabilidades e das suas interações, que têm peso diferenciado para cada interação, pode ser abordada apenas pelo racional algorítimico.

Recapitulando, na patologia estrutural, o processo do adoecimento ocorre pelo aparecimento da lesão – pensamento anatomoclínico. A lesão não é a causa da doença, a lesão é a própria doença, a lesão é a morte celular, uma vez identificados os mecanismos da lesão, tem-se a "causa" da doença, uma vez curada a lesão está curada a doença. O organismo adoece por parte. Este raciocínio tacanho afirma que é possível adoecer uma parte do organismo. Aliada a essa noção equivocada de doença, está a noção de causa próxima. Isto é, a causa da lesão está na própria lesão, logo se deve buscar a doença e a própria causa da doença no processo lesional. Geralmente o mecanismo que leva à morte celular são processos inflamatórios, que liberam uma série de substâncias tóxicas à membrana celular. Mas qual a razão da inflamação? Isso não é cogitado. Simplesmente procura-se o que está sendo liberado nos tecidos lesionados, as substâncias ativas inflamatórias, e se afirma que as lesões ocorrem por processos inflamatórios. Este equívoco da medicina mecaniscista, estrutural, lesional, do pensamento puramente anatomoclínico, abre o caminho para a indústria química bloquear os chamados mecanismos de lesão. Mas o mal apenas começou. A indústria química estuda os processos da lesão da célula localmente e busca substâncias químicas para bloquear esses processos. Não é à toa o que acontece com o uso dos anti-inflamatórios. No Brasil o anti-inflamatório é a terceira droga mais utilizada pela população. Mas o que provoca a inflamação? A medicina não responde.

A medicina não trabalha com a causa, ela trabalha com a consequência, a lesão.

Quer dizer que a causa de uma alteração estrutural que aparece num órgão não pode estar à distância?

Tomemos o pâncreas (poderia ser o fígado) como exemplo de um alvo a ser atingido, no afã de curar um paciente cujo órgão está reclamando vigorosamente:

Tanto o pâncreas quanto o fígado dão suporte para o funcionamento de vários sistemas no organismo. Quando eles entram em dificuldade funcional, "expõem" vários sistemas do organismo, que entra em desequilíbrio e "avisam" sobre esse desequilíbrio. Veja o caso da relação fígado X sistema nervoso central. Especialmente nesta época de grande sobrecarga de toxinas ambientais que são neurotoxinas, toxinas lipossolúveis (lipo de gordura), que são excretadas apenas através do fígado. Sem mencionar os bombardeios de stress emocionais, psíquicos de toda sorte de fonte. Se o fígado não processa bem, vai expor o sistema nervoso central que tem uma baixa capacidade de se desintoxicar. Será seriamente atingido, afectado, afetado. A grande causa dos processos degenerativos do sistema nervoso central é a sobrecarga. Há estudos mostrando, por exemplo, a relação de pessoas que tomam café com a incidência de Parkinson. Esses estudos mostram que essas pessoas têm menor incidência de Parkinson, por quê? A medicina natural já utiliza o café, sobretudo na forma de enema de retenção, que é a aplicação por via retal, para as substâncias ativas do café acessarem diretamente o fígado, como uma das terapêuticas poderosas em termos de estimular a função detóx do fígado. É chamada de enema de café. Isso é utilizado há mais de 50 anos na medicina natural.

Mesmo através do hábito social de tomar café via oral já se notam resultados na incidência de neurotoxidade, em doenças do sistema nervoso central como o mal de Parkinson.

Em relação ao pâncreas, se trata de um órgão-chave no funcionamento do organismo. A medicina oficial não leva em conta a função pancreática em termos de liberação de enzimas nos sistemas circulatórios ou endógenas. Considera apenas que a enzima é secretada pelo pâncreas e participa do processo digestivo.

De onde viemos,
para onde vamos?

A pergunta recorrente "Quem somos?", poucos privilegiados podem responder. Mas seríamos capazes de afirmar exatamente de "onde viemos"? Embora ninguém conteste, há algumas boas respostas. Para quem aceite que nosso organismo é um aquário vivo, podemos dizer que viemos do mar. Talvez devamos retornar a ele, embora isso não seja um assunto de medicina e também não é a resposta para a pergunta do título deste capítulo.

A patologia humoral (de humor, líquido, forma gelatinosa, humores, sistema imune humoral, teoria humoral, dos temperamentos) recupera a tendência antiga da medicina vitalista, que avaliava os humores, e aborda o organismo como um todo. Aquela noção de abordar o organismo por parte é uma novidade na medicina. Nunca foi possível admitir que se adoecia uma parte do organismo, essa noção surgiu com a teoria anatomoclínica. Mas a patologia humoral moderna não guarda semelhanças com o que se pensava em termos de humores antigos. A medicina humoral moderna estabelece novos conceitos, ao aliar todas as contribuições da biologia complexa e introduzir a questão do relacional, da interação do sistema vivo, seja das células com os sistemas, seja da relação desse sistema com o meio ambiente.

Nessa nova noção, o ser vivo é um ser em constante interação, tanto interna quanto externa. O ser vivo complexo homeotérmico (de temperatura constante) é um sistema estruturalmente aberto para o meio externo do qual depende para manter o seu alto grau de rendimento biológico, isto é, para a manutenção das suas próprias constantes, do seu meio interno. Essas constantes respondem à programação interna, e não às imposições do meio.

Os animais que cederam às imposições do meio externo perderam em muito o rendimento biológico, como se deu com os répteis. A maior parte da energia gasta pelo organismo, serve para manter as várias constantes internas. Vale lembrar que o termo "constante" define um fator sem o qual não seria possível o estudo da física, da química e da biologia, especialmente se estudadas conjuntamente. É um dos vocábulos mais ricos em todos os dicionários. A "constante numa reação em equilíbrio", por exemplo, vai depender de uma dada temperatura e das concentrações dos reagentes. Veja os animais que hibernam, não homeotérmicos: são sistemas de rendimento biológico inferior aos homeotérmicos. As pesquisas investigatórias direcionadas a várias áreas de aplicação (da indústria da alimentação, por exemplo) dos fenômenos da temperatura ainda não chegaram na esfera da medicina, talvez falte pouco tempo para isso, contando que já existem algumas experiências, com sabor de ficção, de congelamento de pessoas... Pois, para manter constante a sua temperatura, o organismo humano exige um processo biológico de alta complexidade e de alto gasto energético – um grande dispêndio de energia.

Em termos médicos, justamente nos sistemas que proporcionam a abertura estrutural desse organismo (tubo digestivo e trato respiratório) se encontram as áreas críticas de ameaça à integridade do meio interno e o risco do adoecimento. Exatamente a sala de visitas da alimentação (de tudo o que comemos, ingerimos), modulador do organismo humano.

A teoria humoral ou relacional, teoria de

Pischinger, destacado estudioso da Universidade de Viena, vê o organismo como um conjunto de células, sem enxergar a matriz, o terreno fora delas.

Todas as células estão flutuando, segundo Pischinger, na matriz extracelular. Essa matriz é que define o conjunto de regulações das constantes para as células. As células não têm autonomia no organismo. As células fazem aquilo que o organismo manda. Quando elas ganham autonomia, começam a sabotar o organismo e o colocam em risco. É o caso das doenças autoimunes e das células cancerosas. São células que deixam de responder ao comando do organismo, ou entram no autonomismo.

Nessa concepção de Pischinger, o adoecimento acontece fora das células. Você tem a sobrecarga do meio externo, do mesênquima, o meio em que residem as células, composto de líquido extracelular, a solução hidrossalina regulada, a matriz extracelular, a trama colágena, com todos os reguladores/receptores de regulação do sistema nervoso autônomo; e a sobrecarga também do fibroblasto, célula pluripotencial que, distribuída amplamente pela matriz, responde por 80% das células do organismo. E é essa matriz que viabiliza a organização do sistema. **Se você juntar célula com célula numa cultura (fora do corpo humano), elas fazem o que elas querem fazer; no organismo não.** Nele existe hierarquia, um comando e esse comando, essa hierarquia são vinculados à matriz, ao terreno básico de regulação, o sistema básico biológico que permitiu o funcionamento dos seres multicelulares.

O ser pluricelular precisa do seu sistema regulador básico para desempenhar seus altos níveis de complexidade. **Esse sistema regulador é, na verdade, um gerador inteligente de energia elétrica**, em permanente demanda do equilíbrio entre cargas positivas e negativas do oceano humoral do organismo humano.

Portanto, essa noção de teoria humoral e relacional é importante para se entender o equilíbrio do organismo humano, como se processa a sua inteligência, a sua "Polícia da Saúde".

Nesse terreno, imaginemos o trajeto retilíneo, mas desnorteado de uma dada bala mágica. Os alvos não estão estáticos, esperando para serem atingidos. Navegam no terreno biológico e se intercomunicam o tempo todo. Durante a terapêutica, é preciso intuir todos os prováveis caminhos que eles percorrem.

O espaço estratégico de foco da patologia humoral é o espaço transicional, o espaço entre as células. Elas estão soltas nos tecidos. A informação chega às células através desse interstício – entre a membrana celular e a matriz extracelular – chamado de espaço intersticial ou transicional. É onde ocorre a interação do todo com aquela célula, onde começa o diálogo de comando para a célula – o espaço transicional.

Exatamente aqui é possível vislumbrar o quanto a arga elétrica que o organismo humano adquire e permite o seu tráfego através dos humores, do oceano aquoso que somos por dentro. Daí a importância da qualidade da água que bebemos, da importância de bebermos água, em primeira análise, e da importância não unicamente do Ph ideal, mas da ionização ideal, da carga elétrica ideal de acordo com a demanda do organismo. Refiro-me ao espaço composto pelo líquido extracelular e a matriz extracelular. Matriz constituída de biopolímeros glicanos, proteoglicanos e ácido hialurônico, como uma malha. Juntos às extremidades dessa malha está a sílica ou silício. Esse último amplia a capacidade da matriz vibrar, oscilar como um grande cristal líquido. Os tecidos são essa malha, uma trama. As células ficam nos buraquinhos dessa trama, flutuando no líquido extracelular. Onde também há os sensores do sistema nervoso simpático e parassimpático, e do sistema sensitivo cortico-visceral. Esses sensores, no espaço transicional, enviam e trazem informação do sistema regulador. Dispomos de aproximadamente 18 e 20 litros de solução hidrossalina complexa, que precisa de um alto rendimento do organismo para manter as suas constantes, a qualidade desse líquido extracelular.

Agora, atenção, pois é fantástica essa característica sensorial genial do organismo humano. A qualidade dessa composição hidrossalina, ácido-básica, estado de oxirredução, estado molecular da água é o condutor da bioeletricidade de informação corporal.

O organismo humano é um sistema que acumula cargas como a solução de uma bateria, que guarda e acumula cargas de elétrons para acionar o sistema bioelétrico (não é metáfora!), ativar a interface com a membrana celular e com isso ativar os processos tróficos (nutricionais) do organismo. O líquido extracelular, portanto, é fundamental no funcionamento do organismo. Você não consegue manter o alto rendimento do organismo com baixa qualidade do líquido extracelular.

René Quinton (1866 – 1925), biólogo francês, esquecido pela classe científica, deixou preciosos descobrimentos e estudos para a humanidade, entre eles a teoria das constâncias, que identifica a semelhança dos nossos líquidos extracelulares com o oceano primitivo. Uma identificação ao mesmo tempo poética e cristalina sob os olhos da ciência e de qualquer percepção do conhecimento humano:

"Nosso organismo é um aquário marinho vivo"

A tradição francesa de estudo da homeostase, chamada de medicina de terreno, há mais de 200 anos valoriza essa questão sob vários prismas. De modo simplório, homeostasia é o processo de regulação pelo qual o organismo mantém constante o seu equilíbrio (temperatura, pulso, pressão arterial, taxa de açúcar no sangue, pH dos humores, bioeletricidade etc.). É aceito por todas as tendências das ciências que as nossas células vieram do mar, nosso organismo veio do mar, e que o nosso líquido extracelular tem composição semelhante à do oceano "puro", o seu plasma, de onde esse organismo veio. O uso de recursos terapêuticos introduzindo no organismo a água do mar, incrementa espetacularmente a sua atividade biológica.

A terapêutica marinha é um patrimônio fabuloso. A medicina oficial não consegue enxergar isso porque não tem instrumental cognitivo para entender essa terapêutica. A água do mar é uma dissolução de vários sais em água pura. Todos os elementos químicos se encontram nela. Cada litro d'água do mar, ao evaporarse, deixa um resíduo sólido de sais de aproximadamente 35 gramas, a maior parte de sal comum. Mas o mais fabuloso vem a seguir: as características da água do mar (cuidado, não a água do mar de qualquer lugar, região ou profundidade) são idênticas aos nossos líquidos orgânicos, que mantêm as nossas células em seus lugares, que transportam informação entre elas e os nossos órgãos, e sustentam a vida.

Mas contemplemos ainda o seguinte: enquanto um bebê rebenta o seu primeiro choro, no escuro da noite em algumas partes do planeta, flores, frutos e inúmeros organismos vivos desabrocham num guincho inaudível, como diz Rilke, num lugar indizível onde palavra alguma haverá pisado.

Nesse mesmo instante, todos os elementos químicos disponíveis sobre a Terra, em torno dela, contidos ou não nos objetos inanimados e nos seres vivos, permanecem na sua infinita troca de ações e reações, químicas e físicas, de um modo que o homem pode apenas desequilibrá-los, nada mais. Esta é noção de ambiente total. Na patologia estrutural, pensar no líquido extracelular e esquecer o colágeno, a matriz, como se fôssemos feitos só de células, é aceitar que somos uma gelatina, um ser amorfo.

A forma do organismo, o que estabiliza a forma do organismo, é a trama colágena, e isso é vital.

Recapitulando, então, a noção da Matriz como o sistema básico, o terreno aquoso, o mar interno, e a célula ancorada, flutuando nesse terreno, encerram o princípio básico de funcionamento do organismo. Portanto, através dessa relação (célula-matriz) é que se efetuam os grandes processos biológicos nesse sistema vivo complexo. Repetindo: querer que uma bala mágica atinja um alvo, uma enfermidade, é querer muito da magia. Outro caminho são as vias neurais, que não representam nem 20% das informações que trafegam no organismo. O grosso das informações orgânicas é de natureza neuroquímica. Por isso, muitos pensam ser o cérebro o produtor de muitas dessas substâncias químicas, que passam informações para os sistemas como um grande produtor de neuro-hormônios. O espaço transicional é o grande *locus* da dinâmica informativa, biológica e da vida do organismo. É também o espaço por onde o organismo excreta as suas toxinas. Essas toxinas têm que ser drenadas através do espaço transicional e passam para o sistema linfático, e são drenadas para fora. A presença das toxinas e neurotoxinas no espaço transicional é uma poderosa ameaça ao funcionamento desse organismo, elas criam ruídos e desregulam todo o organismo.

Por falar em toxina, vejamos as alergias e a matriz

Hoje em dia, grande parte das pessoas são, ou estão, alérgicas; quase todos nós estamos intoxicados; e o que faz a medicina oficial?

A medicina oficial trabalha com o conceito de "receptores de membrana", para explicar a ação das várias substâncias sobre as células, sejam elas naturais ou artificiais. Tais receptores são concebidos estruturalmente, como se estivessem previamente desenhados na superfície da membrana.

Mas há uma grande controvérsia sobre isso, porque o receptor de membrana não tem um desenho, uma estrutura, ele é um ponto sensível de reverberação, ressonância, a determinadas substâncias, sob o ponto de vista bioelétrico. Na verdade, a célula não tem superfície suficiente de membrana para todos os seus receptores de uma só vez. Os receptores são produzidos no interior da célula, chegam à membrana, são ativados e, então, recolhidos, ou seja, a célula, na sua autonomia relativa, decide o seu diálogo a partir da produção de receptores. Para que uma célula possa ativar e dispor de membrana reativa, que aceita informação, a membrana tem que estar polarizada, ativada bioeletricamente para conduzir informação.

Por fim, o que faz esse processo de potencialização da membrana é o meio, é a matriz extracelular, daí a importância da condutibilidade desse meio externo e dos minerais iônicos. Quando o meio externo à célula perde a vitalidade, afeta a capacidade da membrana celular e ela deixa de receber informação. Isso é ignorado pela medicina oficial.

Na patologia humoral e relacional se

valoriza a regulação. A doença, ou o adoecimento, acontece fora da célula, e o processo de adoecimento humano é classificado em duas fases: fase humoral, quando está sobrecarregando esse ambiente externo; e a fase celular, quando começa a afetar a função celular.

Primeiro nós contaminamos o meio externo, sujamos o ambiente, depois lesamos a célula. Como um aquário, primeiro nós sujamos a água, depois o peixe começa a perder rendimento.

Nós somos um aquário interno. A medicina oficial só vê a célula, mesmo assim só a célula lesada, e não percebe os processos que precedem a lesão, sobretudo os processos da dinâmica humoral.

Em suma, na fisiopatologia do adoecimento de acordo com a Fisiopatologia Humoral ocorrem duas fases: a fase humoral e a fase celular. Chama-se corte biológico, quando ocorre a transição de uma fase para outra, ou seja, quando se inicia a lesão celular. Nesse ponto, já estamos numa fase avançada de adoecimento e a medicina estrutural não tem recursos para compreender esse percurso que o organismo faz antes de acontecer a morte celular.

É preciso que médicos e pacientes

tenham essa percepção, e consigam se situar melhor diante do adoecimento.

GOSTARIA DE OUVIR DE UM MÉDICO O SEGUINTE: "QUANDO EU TRABALHO COM A PATOLOGIA HUMORAL, NÃO FALO DE ÓRGÃO, E SIM DE UM SISTEMA - SISTEMA VIVO. NÃO GOSTO DE RESPONDER DE QUE DOENÇA EU TRATO, EU NÃO TRATO DE DOENÇA, EU TRATO DE UM INDIVÍDUO DOENTE."

Essa é a grande diferença. Na patologia humoral não há a menor chance de localismo, de achar que a doença pode estar restrita a um órgão, a uma sede. A patologia humoral não valoriza muito a lesão, mas sim os processos que levaram à lesão, a causa da lesão, a desentoxicação, o sistema linfático, o líquido extracelular, a nutrição celular, o (ganho de) rendimento do organismo.

Na teoria homotoxicológica, na fase humoral, o primeiro problema é um déficit excretório (fase excretória); aí vem a fase de reação, um acúmulo de toxina que irrita o sistema e provoca, por exemplo, as alergias; o terceiro estágio da fase humoral é deposição, quando o acúmulo de toxinas faz o organismo diminuir o ritmo de seus processos biológicos, fica o sistema deprimido, e isso começa a impactar as células. As células sofrem com o acúmulo tóxico, que afeta seu rendimento, como um aquário sujo afeta o peixe. Então dá-se a degeneração celular, que pode ser a proliferação de um tumor benigno até a morte celular e a fase chamada neoplásica. O tumor, tanto o benigno quanto o maligno, é um processo avançado da fase celular.

Na concepção estrutural o câncer é o aparecimento puro e simples de uma célula cancerosa no organismo (tese da mutação somática). Na teoria homotoxicológica, a neoplasia é o final da evolução da enfermidade, que leva a esse grau de afetação da célula, mas a doença começou fora dela. Essa é a grande mensagem da teoria humoral. Por isso diz-se que, às vezes, um eczema que é uma fase reacional ectodérmica, pode evoluir para a asma.

Segundo os homeopatas, com o indivíduo (na medicina humoral) já com asma se faz a regressão do processo, chama-se isso de vicariação regressiva. Ele passa, de volta para a cura, pela fase de eczema. A medicina estrutural em vez de ver o eczema como tal, como toxidade, suprime o eczema, dá medicamento supressor como os antialérgicos e os corticosteroides.

Assim, agrava-se a raiz do processo, mexe-se na aparência, mas a raiz se agrava com esse tipo de terapêutica, bloqueia o organismo que tenderia a resolver o problema, manifestado na forma de um eczema. O eczema equivale à liberação, pelo sistema, da toxidade acumulada.

Feita a diferenciação entre estrutural x humoral/funcional, pode-se então, com o devido cuidado racional, relativar as duas teorias que necessariamente não devem divergir entre si, porque o organismo é função e estrutura, é estrutura e energia. No fígado, por exemplo: um órgão de desintoxicação do organismo, um filtro do sangue, com estrutura de um filtro. Quando ele perde essa estrutura, mesmo que tenha as células hepáticas, capacitadas para desintoxicar, não consegue executar essa função. A cirrose é um exemplo; de colabamento, as paredes desse órgão tornam-se flácidas, ruem, há a perda da estrutura sinusoidal do fígado; o caso do colabamento dos pulmões, outro exemplo, é trágico, os alvéolos pulmonares sofrem este efeito terrível. Mas a célula hepática tem uma capacidade enorme de se regenerar. Com ela não há problema. A cirrose dá-se quando o arcabouço estrutural do fígado se desmonta, pela morte celular, que faz um enchimento do locus, dos sinusóides do fígado. Desencadeia-se uma reação fibrótica, na forma de irritação do colágeno e da invasão que a trama colágena faz no fígado, de maneira desorganizada, a partir do processo inflamatório, seja viral ou tóxico, pelo álcool, por exemplo. É por isso que os médicos da medicina biológica dizem: "cirrose é um problema do colágeno não da célula hepática". Se a célula hepática receber um suporte, não colaba tanto as estruturas nos sinusóides do fígado. Se a trama colágena do fígado não ficar muito irritada, não ocorre o processo ativo da invasão colágena do parênquima hepático.

Para aqueles que se preocupam com a aparência, ou, vá lá, envelhecimento visual, no exemplo acima utilizei o fígado, segundo maior órgão do corpo humano e sua relação com o colágeno. Agora visualize "o maior órgão do corpo humano", a pele e suas três camadas; derme, epiderme e hipoderme. Está ligada a 65 pequenos músculos, a outros tantos pêlos; 70 receptores do calor; 15 receptores do frio; 100 glândulas sebáceas; mais de 500 glândulas sudoríparas; dezenas de milhões de células; sendo a pele é o órgão mais pesado do corpo: a de um adulto médio pesa entre 4 e 9 Kg. Isso tudo, a estrutura do organismo humano como um todo, é dependente da trama do colágeno, e a medicina oficial fala muito pouco do colágeno.

Temos o colágeno fraco dos tecidos moles, e o colágeno estrutural dos tecidos estruturais (ossos, cartilagens, tendões, ligamentos, discos intervertebrais, meniscos etc.).

E os ossos, o que são os ossos? São tramas colágenas como as de um gesso. O gesso clássico é uma atadura de algodão com o pó de gesso para o endurecimento. No caso do osso, a atadura é a trama colágena e o gesso os sais de cálcio e outros minerais. Portanto, na osteoporose se fala do cálcio e não se fala da trama colágena.

Outros sistemas, como o tendão, um ligamento, um disco intervertebral, um menisco, são estruturas 100% colágeno. Nesses tecidos colágenos, há grandes concentrações de biopolímeros. O oxigênio que chega a eles vem dissolvido no líquido extracelular, eles se nutrem no líquido extracelular, ficam flutuando no líquido extracelular, daí a importância da água (correta! ph, orp e ionização adequados) e dos minerais e de determinados nutrientes.

O impacto que a degeneração dessas estruturas colágenas produz no organismo, as causas das doenças, a degeneração do sistema colágeno, é completamente desvalorizado pela medicina estrutural. A origem de processos degenerativos tais como a arteriosclerose, problemas coronarianos, vasculares cerebral, aneurismas, em grande parte é na camada média (colágena) dos vasos.

Grande parte dos problemas quen afetam as pessoas, no dia a dia da clínica médica, são problemas do colágeno.

Tendinites, fascites, hérnias de disco, osteoartrose e vários tipos de dores. Todo o conjunto de doenças ligadas à reumatologia é do colágeno.

Quando o organismo começa a ficar tóxico, acumula toxinas, acumula ácidos, e o colágeno, um biopolímero, sofre um ataque ácido e se despolimeriza (liberando monoméricos, moléculas de açúcares, por exemplo). Podemos dosar no sangue os produtos da degradação do colágeno. Os discos e os meniscos, por exemplo, funcionam como as   buchas de borrachas dos carros. Ao ocorrer o desgaste/degeneração de um menisco, há a perda da proteção entre o fêmur e a tíbia, e começa um processo de atrito, ou pressão, desconforto, entre os dois ossos. O organismo tenta resolver o problema, com a inflamação, para produzir colágeno. Instala-se o quadro de osteoartrose.

A não ser que você seja um atleta e tenha rompido o menisco, onde começou o problema? Na degeneração da cartilagem protetora da junção dos dois ossos. Na despolimerização do colágeno começam os processos degenerativos no organismo – Processo extracelular. A medicina oficial só percebe o problema quando a lesão está instalada, os processos já começaram. E o faz através de uma radiografia. Mas faz como? – Não faz nada, espera a articulação ir até o fim e aí implanta uma articulação metálica. Burrice, maldade ou visão comercial, pois o processo de degeneração começou bem antes, ao longo de décadas, graças à sobrecarga de toxinas, do erro alimentar, dietas ácidas, café, refrigerantes, álcool, açúcar, desidratação e muito stress.

Nós e a água

Como diretor da conta publicitária da marca Perrier, água conhecida mundialmente, fui responsável por uma pesquisa de mercado para lançamento desta marca no Brasil, na década de 1980. Foi interessante constatar o quanto somos diferentes dos franceses com relação ao consumo de água. Simplesmente, à época, não sabíamos que tipo de água bebíamos, a classificávamos apenas de "leve" e "pesada", e isso não fazia nem nunca fará nenhum sentido. Se na França já era comum a escolha de água por vários distintivos, entre gasosa e sem gás, no Brasil esse era o único peso e medida que fazíamos ao consumir água engarrafada. Mas isso não quer dizer que os franceses sabem beber água. A realidade é que, generalizando, o mundo não tem a menor ideia do quanto a água é importante na nossa vida, e vai muito além do ph perto de 7, como os anúncios publicitários alardeiam. Mergulhemos no assunto.

Primeiro, é um absurdo o fato de grande

parte das pessoas serem desidratadas crônicas. As pessoas associam beber água com estar com sede e isto é um equívoco quase mitificado.

Tudo começa pela compreensão do risco dos desgastes apontados no capítulo anterior, com relação às toxinas. O açúcar, os doces, a farinha de trigo, são grandes produtores de acidose orgânica, a sobrecarga de ácidos no organismo é um dos seus mais sérios inimigos, assim como o excesso de proteína animal, o uso de sodas (refrigerantes), cafeínas, cigarro etc. Esse conjunto vai desgastando o organismo e, quando se nota, já é tarde. E a recuperação é lenta. Daí a importância de se fazer uma dieta alcalina, e eliminar a sobrecarga ácida.

NÃO DEVEMOS ESPERAR O APARECIMENTO DA LESÃO, DEVEMOS FAZER UM TRABALHO PREVENTIVO.

A sobrecarga é silente, o organismo vai segurando a sobrecarga (degenerando) até chegar ao ponto de alarme. Quando chega nesse ponto, o preço é alto, porque já está numa fase avançada de degeneração. Daí a importância da saúde preventiva. Não confunda com "check-up" da medicina estrutural que busca identificar lesão estrutural. Se ela encontrar algo errado em você, é porque já é tarde. Prevenir é não deixar que algo aconteça.

Regular o estilo de vida, a dietética, a ingestão inteligente de água. Desintoxicações frequentes, combater padrões que levam ao stress, isto é prevenção.

Os fumantes dizem: eu fumo, fumo, faço raio X e meus pulmões não mostram nada. O cigarro não lesa só o pulmão, ele é um stress para todo o organismo, ele lesa cartilagens, ele lesa outros órgãos, oxida o organismo, lesa o colágeno, e certamente mais cedo ou mais tarde lesará o pulmão também.

A patologia humoral e relacional concentra sua terapêutica nos processos biológicos de regulação, do terreno básico. E a água, sua qualidade e quantidade, é a essência dessa terapêutica, antes e em conjunto das demais abordagens de equilíbrio do organismo.

A água não é só um solvente. A água é o elemento, o nutriente mais estratégico desse sistema, todas as reações químicas são realizadas num ambiente aquoso, num terreno aquoso. Uma reação química é caracterizada por uma troca de elétrons, de uma molécula para outra. Essa molécula não sai diretamente de um lado para outro. Ela passa pela água e, se essa água estiver oxidada (perda de elétron), estará com potencial de oxirredução elevado, está ávida por elétron, reterá por mais tempo esse elétron, retardará as reações químicas. Por isso a estrutura molecular da água é fundamental. Áreas do organismo oscilam entre o estado Sol/Gel[x] de acordo com o biorritmo, entre outros fatores.

Sol e Gel são estados coloidais e a definição mais simplória, deste conceito complexo da (bio)química é: estados de transição de uma substância, partícula, molécula... Transição de um estado líquido para o gelificado e vice-versa.

Quando uma porção está no estado Sol, há um incremento na velocidade das reações químicas e da bioeletricidade, e isto reflete-se em todo o organismo, obviamente. Quando está no estado Gel, há uma redução nessa velocidade e o processo torna-se ralentado. Pode-se dizer que o organismo entra no estado Sol durante o dia e evolui para o Gel à noite, sendo Sol uma estrutura de alto rendimento biológico e o Gel de baixo. Durante essa transição contínua do dia para a noite, o rendimento químico do organismo é reduzido à metade na passagem de Sol para Gel. Por isso a estrutura molecular da água é fundamental, nessa oscilação entre Sol/Gel. As sobrecargas de toxinas endógenas e exógenas (de origem interna e externa) provocam a fixação de um daqueles estados coloidais Sol/Gel.

Somente nesta virada e século, a medicina começou a prestar atenção, mas ainda muito timidamente, à água biológica. As áreas oficiais da saúde, incluídas algumas práticas clínicas generalizadas, simplesmente se referem à qualidade da água pela sua potabilidade, pelo princípio de pasteurismo, pela presença ou ausência de bactérias. E a qualidade da água vai muito, muito além disso. Ainda é corrente a aceitação da adição de flúor na água, um dos resíduos (de petróleo bruto) da indústria de fertilizantes, um potente tóxico para o organismo. O flúor afeta a Tireoide, o Sistema Nervoso Central, os Ossos e não para aí. A medicina estrutural não considera os riscos dos metais pesados contidos na água tratada, servida pelo serviço público. Ao contrário, aceita que o tratamento da água potável utilize o alumínio para provocar a floculação dos resíduos sólidos contidos na água que chega dos mananciais. Então, como a dinâmica da natureza é a mesma em todos os sistemas, o resíduo do alumínio ingerido pelo homem, induzirá o mesmo fenômeno de floculação, agora no sangue humano, e provocará um estado de agregação entre os elementos do sangue (hipercoagulação).

Eu pude acompanhar um movimento chamado Grito das Águas, fazendo reportagens sobre denúncias graves relacionadas com a água, no Brasil, desde a regulamentação das fontes de água, o uso, manejo e usufruto (consumo x comercialização) e constatei que a medicina oficial, tanto em consultórios médicos quando laboratoriais de hospitais públicos e privados, assim como órgãos governamentais, ignoram que os métodos vigentes de tratamento de água servida não eliminam resíduos intoxicantes e noscivos à saúde humana, e inclusive animal (selvagens, domésticos e de consumo humano). O caso dos antibióticos e anticoncepcionais eliminados na urina pelas pessoas. A água que bebemos, no Brasil (é de onde posso afirmar) é água reaproveitada, dos rios, que por sua vez recebem esgoto nem sempre tratado – e mesmo que o fossem, o método de tratamento não elimina aquelas substâncias. A água, o elemento fundamental do nosso organismo, não deve ser uma água qualquer. Deve ser uma água biológica, com características bem definidas para manter o organismo em alto rendimento biológico. Tal como uma solução de

bateria que acumula elétrons para o funcionamento do automóvel. De que adianta dizer que a
bateria está cheia de água, se aquela água, a solução salina, não estiver em condições de reter
elétrons? Não adianta nada. Então a água, a solução hidrossalina com o potencial de oxirredução adequado, pH adequado, a composição dos
macro e microminerais, e sua estrutura molecular, são vitais nos processos de tratamento do organismo, baseados na patologia humoral.

Não podemos nos comparar aos nossos
antepassados primitivos que bebiam qualquer
água que encontrassem pelo caminho. Infelizmente não temos mais esse luxo, depois que nos
tornamos seres gregários e tendendo a nos concentrar em cidades.

Os processos de limpeza da matriz e desintoxicação, são feitos através da própria regulação da água, e através da excreção, pelo sistema linfático, e dos grandes sistemas excretó-
rios do organismo: fígado, rins, intestinos e pele.

A matriz é a realizadora dos processos de
regulação biológica, em sinergia com o sistema
nervoso autônomo. É através dela que os
sistemas recolhem informação e execu-
tam os comandos biológicos.

Acabei de mencionar subjacentemente a

teoria bioinformacional, ou biocibernética, ou bio-ressonância. Essa teoria aponta para a manutenção do meio interno e das constantes homeostásicas do organismo.

Na patologia humoral, o sistema nervoso autônomo está no centro do processo. A desregulação da matriz, de acordo com a teoria homotoxicológica, se realiza num primeiro momento por irritação e hiperatividade (alergias) e, num segundo tempo, por perda de energia, baixo rendimento celular com perda da reatividade e degeneração (bloqueio da matriz, doenças crônicas, autoimunidade). Desse modo, o adoecimento humano sempre se iniciaria por processos tóxicos que levariam a acidez, alteração dos processos da matriz, perda da capacidade de desintoxicação, irritação das terminações simpáticas. Teríamos então as alergias, o estresse, as alterações do ritmo biológico. Nas fases avançadas do processo tóxico, com perda de reatividade simpática, alteração da regulação biológica e comprometimento celular, teríamos um bloqueio da matriz, com distúrbios neuroimunoendócrinos.

A medicina estrutural prefere o distúrbio endócrino. **Não existe distúrbio endócrino simplesmente, existe todo um sistema de**

informação, portanto trata-se de distúrbio neuroimunoendócrino. É através da matriz que o sistema neuroimunoendócrino recebe os inputs e libera os outputs. Se o sistema de informação está desregulado, ele passa informações com ruídos para o sistema de controle, e há o risco de autoagressão. Grande parcela do sistema de regulação biológica e de identidade do organismo opera através de bioeletromagnetismo, de ressonância. Se ocorrer alteração bioelétrica de um tecido ou órgão, ele perde a identidade e pode funcionar como um ruído que estressa o sistema. A auto-imunidade seria uma tentativa de autopreservação.

ATRAVÉS DA IDENTIDADE BIOELÉTRICA INDIVIDUAL, O ORGANISMO SABE O QUE É UM TECIDO, UM RIM, UMA TIREOIDE, ETC.

Como se fosse um periférico de computador, o sistema regulador sabe a frequência, a oscilação de um rim, de um fígado etc. e dialoga com esse sistema através dessas frequências. Assim, o tecido pode funcionar como se numa orquestra afinada entrasse um instrumento desafinado. Um ruído que estressa o organismo.

Isso acontece em tecidos que entram em degeneração e através de cicatrizes, por exemplo, infecções crônicas, toxidade residual etc. Os metais pesados, sobretudo o mercúrio, são grandes produtores de ruídos, pois guardam carga elétrica. São elementos paraelétricos, que ao guardarem carga elétrica, mudam a identidade bioelétrica dos tecidos dentro do sistema organizacional.

Nós e a Terra

té quando a medicina vai ignorar essa relação? Mas o indivíduo comum não precisa esperar. Tudo na Terra está conectado, tudo faz parte de um único sistema, a ponto de qualquer estudante de geologia, matemática, biologia, física, só para citar algumas categorias de formação, sabe que, por exemplo, os oceanos dependem em algum grau de importância das areias do deserto da África, para iniciarem a cadeia alimentar no planeta e produzir o oxigênio que respiramos. Aliás, é fascinante o estudo desse tipo de interrelação ao redor do planeta, dos ecossistemas, do mundo vegetal, animal, mineral, sensorial interconectado.

Para o organismo manter um alto grau de rendimento, que faz com que uma célula realize até 100 mil reações químicas por segundo, num universo de 30 trilhões de células, corresponderia a cerca de 10 reações químicas/segundo. Morrem e são substituídas cerca de 10 milhões de células por segundo nesse organismo, em 12 horas são 500 bilhões de células. Toda a mucosa intestinal é trocada em uma semana. Cerca de 200 milhões de glóbulos vermelhos são produzidos por hora. Produzimos cerca de 70Kg de ATP por dia. Uma célula possui cerca de 300 sistemas enzimáticos, enquanto as reações químicas de uma biomolécula se dão na velocidade de femtosegundo (uma unidade de medida de tempo, correspondente a 10^{-15} segundos, ou seja, um quadrilionésimo de segundo. O femtossegundo está para um segundo como um segundo está para 31,7 milhões de anos).

Essas poucas referências já permitem perceber a incrível complexidade, e o maravilhoso rendimento desse sistema biológico. O organismo vivo só é viável devido ao extraordinário fluxo iônico transmembrana, os vários gradientes – pois para haver movimento tem que ter gradiente – de meio interno, externo, polaridade e assim por diante.

A ativação da membrana celular que permite esses movimentos no organismo é outra característica fundamental, e a divisão entre o meio interno e externo, se dá através dessas membranas celulares. A polaridade da membrana celular é vital para o alto rendimento desse organismo. E a polaridade da membrana celular não é uma condição intrínseca do organismo. É um processo promovido pelos campos de potenciais (*vacuum fields*). A membrana celular ancora esses campos potentes, essa força inclusiva que a tudo influencia, inclusive o ser humano, que faz a polarização da membrana celular e permite, na essência, o conjunto das dinâmicas biológicas, os movimentos do organismo, com destaque para os líquidos. Estima-se que a membrana celular polarizada a -90 mili-Volts acumula uma força de campo na ordem de 10 milhões de Volts/m de membrana. O sistema biológico básico, a matriz extracelular, a sua interface com a membrana celular são processos básicos mantenedores da vida nesse organismo. Na base disso tudo está o fluxo iônico dos minerais.

Os minerais do organismo são dielétricos, recebem cargas dos campos de potenciais – o *vacum field* – se instabilizam, vibram, oscilam. Estão submetidos a um segundo campo que é o campo eletromagnético do próprio organismo. Eles vibram, entram em instabilidade e imprimem uma grande dinâmica biológica (cyclotron ressonance).

À semelhança de um computador, em que o seu processador é tão mais rápido quanto maior é a sua oscilação, a que nós chamamos de clock do quartzo, rico em sílica que oscila a partir de uma carga elétrica.

No organismo é a mesma coisa. Quanto maior a instabilidade elétrica dos minerais, maior o rendimento orgânico. Daí a importância fundamental da reposição dos minerais no organismo. A recomposição dos líquidos extracelulares – o cristal líquido – o sistema aquoso humano.

A **Medicina Integrativa**, que compreende a patologia humoral e relacional, é a alternativa. A patologia humoral e relacional compreende o organismo como um sistema complexo biológico, de interação. Nada acontece numa parte do organismo, numa parte isolada. Tudo o que suscita o organismo suscita- o como um todo. Não existe a possibilidade de suscitar respostas localizadas no organismo. Ele reage como um todo, e não existe base científica para dar suporte ao pensamento anatomoclínico e à patologia estrutural lesional. Há somente alguma coerência no processo da abordagem lesional, de foco central na estrutura, de remendo da estrutura, quando a medicina oficial pode reconstruir ou reparar a perda de uma estrutura vital, mantendo uma escora como numa casa ruindo. Uma das razões do subtítulo **"...uma briga sem**

sentido...”, mas essa teoria, esse pensamento, é incapaz de fornecer instrumental cognitivo para se compreender a complexidade humana. Logo, as medicinas integrais, energéticas, vitalistas, as medicinas holistas, têm na patologia humoral e relacional a grande âncora, o sistema cognitivo, instrumental, de compreensão do sistema complexo vivo, para a compreensão das dinâmicas vitais do organismo.

O chimpanzé,
o homem e a máquina

Se o homem fosse estimulado a se expressar com toda a sua potencialidade, certamente seria um outro homem e viveríamos em outra sociedade. Vejamos: surgiu a pouco tempo o discurso humanista na medicina, defendendo que é preciso humanizá-la. Mas, como humanizá-la se essa medicina separa o indivíduo, ser humano, de uma entidade construída e que chama de "doença", um pseudo-conhecimento? A medicina estrutural distingue o ser da enfermidade. Seu vínculo, seu objeto, é a doença, para ela o ser é apenas um hospedeiro da doença. Em alguns hospitais já há um procedimento comportamental em relação aos parentes de pacientes terminais ou em tratamento intensivo. Tudo é válido quando se trata da ecologia do ser. Mas, infelizmente, não é dessa humanização de que se trata aqui. A consideração do indivíduo tem sido colocada no âmbito da medicina através das teorias psicanalíticas. E apenas transferem o paciente para o profissional da área psíquica, o profissional que se preocupa com a mente. A medicina interna, clínica, no seu núcleo duro, manteve fidelidade à medicina do corpo sólido, à matéria, em que as ciências clássicas possam ser aplicadas. Isso mostra que a nossa medicina ocidental, de base anatomoclínica e baseada na patologia estrutural, é uma herdeira das ciências clássicas, sobretudo da física newtoniana, é bom repetir. Por que o conhecimento médico se baseia nessa dicotomia, mente/corpo, até os dias de hoje? Como é possível romper a relação desse organismo, e dividi-lo; o corpo é uma coisa, a mente é outra coisa?

Todos os sistemas integrativos, reguladores, passam, ou são integrados, ou processados ao nível do sistema nervoso central. Desde os inputs ambientais, alimentação, das emoções, conflitos e os vários inputs de influência que forçam ou induzem à interação nesse organismo. O sistema vivo é um sistema em constante interação e se modula a partir da interação. É uma aberração científica essa dicotomia mente/corpo, uma miopia.

O cérebro passa informação e contribui para a produção de substâncias químicas para o organismo. Porque é um sistema que troca informações permanentemente. Há fartura de teorias que produzem conhecimento para além do cartesianismo e do mecanicismo newtoniano. **Algumas dessas teorias, úteis para o pensamento médico, são as novas bases para uma nova medicina.** A primeira teoria é conhecida como teoria dos sistemas vivos, e ela faz um grande questionamento a respeito de uma tendência da aplicação da física newtoniana e da matemática na medicina. Essa teoria questiona o uso do saber sobre a matéria não viva para conhecer o ser vivo.

Há uma diferença entre ser vivo e as outras coisas, ou não?

A primeira verdade é que a realidade precede o conhecimento.

Qual a diferença entre a máquina viva e a máquina mecânica, o homem e o computador?

Maturana e Varella, da escola chilena, levantaram a questão: qual a diferença entre a máquina mecânica e a máquina viva? A grande diferença é que a máquina viva gasta e substitui as suas peças num mesmo tempo. As células, as moléculas, as peças do organismo vivo se refazem à medida que esse mesmo organismo se desgasta, mesmo numa curva em direção ao fim da vida. Em termos metabólicos chamamos de catabolismo/anabolismo. Deram o nome a isso de autopoiese, auto-regeneração, e esta é a grande diferença. A partir daí levantam uma segunda questão dentro da teoria do ser vivo. Perguntam: o que é a vida?

A indústria apropriou-se de uma expressão que somente cabe aos seres vivos, mas ela agrega valor aos seus produtos atribuindo-lhes "tempo de vida", "vida de prateleira", etc.

A vida é caracterizada como capacidade cognitiva, a capacidade de interagir e produzir cognição, de se modular a partir da informação. Todo o ser vivo tem essa propriedade básica, a capacidade de conhecer. Não há vida se não houver um sistema cognitivo de autogestão, onde o auto conhecimento é um nível superior e o conhecimento da periferia (externa) é terceiro nível de aperfeiçoamento da vida.

Certos animais procuram plantas para comer quando sentem algum distúrbio, intestinal, por exemplo. Há casos de cachorros que comem ervas calmantes, quando se sentem alarmados; há casos de chimpanzés que comem folhas para eliminar vermes. É a capacidade de computar a informação. Mais do que isso, seria uma espécie de conexão intuitiva, dada pelos campos informativos, chamados de morfogenéticos.

Há diferenciação entre o que é "pensar" e "conhecer". É uma questão filosófica de fácil compreensão. No pensamento cartesiano a afirmação *"cogitus ergo sum"* é eivada de uma ideologia de base religiosa que afirma a diferença do homem em relação aos demais animais, com a imagem do homem à semelhança de Deus. Logo, ele é um ser mais próximo de Deus e diferente da natureza. Essa visão ainda se desdobra, e coloca a dominância, o "pensamento racional" como grande instrumento que o homem, o ser, "tem" para "conhecer".

Portanto, pensar é uma coisa, conhecer é outra. Pensar se faz com o pensamento, é algo que já está produzido internamente. Conhecer é diferente, é interação, você recebe a informação e a processa. Ela é mais real, o pensamento é mais abstrato. Você não pensa com a informação, você pensa com o pensamento. Mesmo que, num segundo *momentum*, relacione, associe, informação. Então você vê a realidade de acordo com o seu pensamento, a estrutura de pensamento, de ideias que você tem na mente. Mas essa não é a única maneira de conhecer, através do pensamento. Pode ser uma maneira viciada de se conhecer.

O ensinamento *"computo ergo sum"*,

recebo informação e processo, logo sou um ser vivo e interajo, define um "a priori" no conhecimento biológico, uma sobreposição, o determinismo genético de que o comportamento humano é controlado pelos genes. Quer dizer, as ciências clássicas, sobretudo da biologia clássica, afirmam que nós somos expressões do nosso patrimônio genético, que nós temos um patrimônio genético e ele se expressa e determina quem, e o quê seremos. O pensamento baseado na teoria do ser vivo contrapõe essa questão. Afirma que o sistema vivo é plástico (modulável), é como se fosse desenhado a partir do processo interativo desse ser, o processo de interação que define quem é esse ser.

O projeto genoma, com mais de 20 anos, define claramente que mais importante do que ter o padrão genético é a expressão do gen. Ao compararmos o genoma humano com o genoma de um chimpanzé, vimos que são idênticos em quase 99%. Se compararmos o genoma humano com o genoma de um fungo, teremos 50% de semelhança. Logo, não é a existência do gen que faz o indivíduo, é a expressão do gen, e a expressão do gen é feita pelo processo de interação. Isso é fundamental, e teve um impacto enorme, não só no pensamento médico, na biologia, mas nas teorias do conhecimento e educacionais.

Jean-Baptiste-Pierre-Antoine de Monet, chevalier de Lamarck, naturalista francês do século XIX, cunhou o termo "biologia" e, anos à frente desacreditado pela ciência, afirmou que nós somos a expressão genética e ponto final. Lamarck, como ficou mais conhecido, intuía sobre uma característica adquirida. Na época, ele não tinha recursos para falar disso, mas intuía e acertava. A descendência é muito mais do que um estímulo, quer dizer, o filho de um Mozart já sai na frente porque recebe gen aberto para a música, mas o gen estimulador vai muito mais à frente.

Assim, as teses de Larmark estão vivas entre nós, hoje, diante da chamada expressão genética.

Portanto, há muito para se conhecer no organismo, aprender com ele, eu diria, e que não nos damos conta. Todo o processo do sistema nervoso autônomo, que mantém o organismo funcionando, que mantém a vida, que mantém as regulações, todas as atividades biológicas, não são acessíveis ou dificilmente são acessíveis à mente. A mente, pelo menos a mente ordinária, da maioria de nós, não consegue sintonizar esse processamento. O organismo humano tem uma capacidade monstruosa de conhecer. Quanto mais complexo o ser, maior a sua capacidade de processar informação, de computar – na teoria dos sistemas vivos. O organismo humano tem uma capacidade fabulosa de processamento de informação. Não existe organização, se não houver informação. Não percebemos o monumental processamento de informação e interação que ocorre em nosso próprio organismo, não somos capazes. Mas podemos (a sociedade) intuir, somando a capacidade de conhecer, o racional, e a intuição.

O sistema vivo é um sistema que processa também informação imaterial, na forma de oscilações e frequências. Por exemplo, na psicologia energética, você trabalha com a ideia de que as emoções, o pensamento, têm uma frequência. Deste modo, a emoção raiva tem uma frequência e essa frequência entra no organismo e é decodificada como tal. O sistema cognitivo interage e percebe essas dinâmicas oscilatórias, energéticas.

Tive a oportunidade em 2003, no mesmo âmbito das reportagens sobre o Grito da Águas, de acompanhar em várias cidades de São Paulo o Dr. Masaru Emoto (2043-2014), fotógrafo, escritor e pesquisador japonês fotografando amostras cristalizadas de águas, de fontes naturais, depósitos e poços artesianos e inclusive do degradado Rio Tietê da Grande São Paulo. As experiências do Dr. Emoto ficaram conhecidas mundialmente; após cristalizar amostras de água, ele as fotografava e o resultado, para águas expostas a frequências distintas (i.e. música, clássica, rock pesado, gritos, ruídos desconexos) incluindo pensamentos positivos e negativos, eram cristais de formatos magníficos, esteticamente fabulosos, ou deformados, como algo degradado. Seriam as moléculas da água alteradas por ressonâncias. Essa experiência é colocada no campo esotérico, mas não tem nada de esoterismo, embora o esoterismo também seja uma forma cognitiva, que os físicos chamam de *non-local-conscience*. Da questão cognitiva transpessoal, para além do ser, de que os seres têm uma capacidade de sintonizar essas informações, atemporais.

Os neurocientistas e físicos modernos têm sido mobilizados para entender o sistema congnitivo humano.

Fôssemos estimulados a buscar a expressão de toda a nossa potencialidade, seríamos um outro homem, e viveríamos em outra sociedade.

Obesidade e Gravidez

Em algumas partes do Brasil costumava-se chamar uma mulher grávida de pesada. A sabedoria popular assimilou corretamente o significado etimológico da palavra gravidez, relacionado à lei da gravidade, mas a palavra pesada é utilizada no sentido de agravamento do estado de saúde.

Da mesma forma que, num sentido contrário, também equivocado, o indivíduo gordo, foi por muito tempo, ou talvez ainda seja em algumas partes da nossa sociedade, considerado saudável, e o magro carente de nutrição. Outro ângulo equivocado é olhar para o gordo e o magro sob os aspecto da estética, e afirmar que um é o padrão de beleza e outro o oposto. Ora, isso já mudou de era em era, de acordo com uma série de fatores, um deles, na nossa época, por questões de mercado (i.e. para estimular a renovação de produtos, por questões de características equivocadas de sensualidade e por aí em diante).

A obesidade é um problema sério de saúde pública, e cada vez mais demanda importância e pesquisas (outro filão da indústria farmacêutica). A medicina integral propõe uma abordagem ampla dessa problemática, contrária à medicina oficial que trata a obesidade com a visão de especialista.

O homem mudou o seu estilo de vida, mudou a dietética, mas não mudou o seu complexo biológico. O homem (biológico) foi talhado há milhões de anos. Passou a maior parte de seu tempo, neste planeta, correndo atrás de comida. Há apenas em torno de cem anos, a comida industrializada passou a estar ao alcance de todos, tecnicamente, em prateleiras. Antes disso, era preciso muito esforço para se conseguir comida. Em termos nutricionais, o sistema biológico humano tornou-se poupador, até hoje. Ainda temos o mesmo intestino delgado (entre 10 a 12 metros) através dos milhões de anos, porque a dietética humana era, sempre foi, integral, o alimento comido era integral e a absorção do alimento era feita lentamente, ao longo dos 12 metros de intestino.

Nos últimos 100 anos há uma certa fartura de alimento, de carboidratos processados, refinados, de rápida e fácil absorção pelo organismo, alimentos com alto valor calórico, carros-chefes da indústria alimentícia. Enquanto as proteínas, além de serem alimentos mais caros, não há tanta abundância. Enquanto o organismo humano é poupador, ele não tem um mecanismo de descarte do excesso calórico. Ao longo do tempo, de geração em geração, esse organismo vai modulando a nova oferta e o novo hábito alimentar, e moldando o seu sistema endócrino e metabólico.

Atacar os alimentos processados e refinados merece o mesmo esforço que evitar o lixo doméstico abandonado no chão da sua cozinha e o lixo industrial e hospitalar espalhados pelas ruas da cidade. Mas, o que fará o obeso conquistar a sua saúde, reverter o seu quadro de obesidade?

Tomemos o exemplo da ingestão de uma lata de refrigerante que tem por volta de 40 a 60 gramas de açúcar, da glicose sob a forma de xarope, ou sacarose, seja da frutose do milho ou através do xarope da cana-de-açúcar. O organismo de um adulto tem por volta de 5,5 litros de sangue, se ele tiver uma glicose por volta de 90mg por cada 100 ml, ele terá em torno de 4,5g de açúcar (glicose) em todo o seu sangue — quando ele bebe uma lata de refrigerante, joga no seu sangue, dentro de 10 a 15 minutos, 60 gramas de açúcar, quase 15 vezes o total de açúcar que ele tem no sangue! Todo o excesso de açúcar que ingerimos não pode ficar no sangue. Ele tem que ser mobilizado. A primeira reação do organismo é jogá-lo para dentro das células. Então a insulina faz o papel de abrir as membranas celulares para o açúcar sair do sangue e entrar para célula, o mecanismo natural de estabilização.

Com a sobrecarga permanente, repetida, do hábito de beber refrigerante (em vez de água, ou de comer frutas sem radiação) e comer refinados à base de farinha de trigo e os industrializados (pão, massas, biscoitos, empanados, pizzas, doces, sorvete, achocolatados e guloseimas em geral), com o passar do tempo, chega uma hora em que as células não aceitam mais a oferta de glicose e fecham as suas membranas, não respondem mais à insulina (resistência insulínica). Nesse ambiente, o pâncreas é forçado a produzir mais insulina para tentar vencer a resistência das células. O estado de hiperinsulinemia (insulina alta no sangue) vai induzir uma mudança radical no metabolismo do fígado. O fígado é um órgão fundamental da desintoxicação do organismo. Mas passa a prejudicar essa função e assume o papel de converter o excesso de açúcar no sangue em gordura, e estocar nos depósitos de gorduras (tecido adiposo) e até nele próprio (infiltração gordurosa de fígado). Essa confusão ambiental vai induzindo progressivamente a um certo autonomismo do fígado e do tecido gorduroso, que entram em processo acelerado de anabolismo (aumento celular), enquanto o restante do organismo entra em catabolismo (degeneração). Você está cansado de ler, imagine o organismo para processar tudo isso!

É por isso que o ganho de peso sempre significa catabolismo/degeneração do organismo, independente da situação clínica, como alteração no exame de sangue, hipertensão e diabetes.

Foi no ensino fundamental, primeiro ano de Ginásio, que ouvi a primeira vez a expressão "bolo alimentar", o professor de ciências explicava a importância de mastigarmos bem os alimentos antes de engolir, para ajudar na digestão e aproveitamento de nutrientes. Em eras primitivas, o homem ainda comia somente produtos integrais, e o chamado bolo alimentar ia progredindo ao longo do intestino e os nutrientes caíam pouco a pouco na circulação e eram absorvidos pelas células com pouca demanda insulínica, isso requeria pouco esforço do organismo. A própria dinâmica do nosso organismo tem capacidade para captar os nutrientes sem muita demanda da insulina para fazer a abertura da membrana celular, a passagem da glicose para dentro das células.

Mas no quadro atual, da dietética baseada nos alimentos industrializados, processados, você não precisa mais do que a porção inicial do intestino. Em menos de meio metro de intestino, ele já absorveu tudo, já recebeu um bolo pronto de carga direta no sangue. Assim acontece o estresse pancreático. É uma realidade cruel, não há como contornar a fragilidade biológica original diante da dietética baseada nos refinados/processados; o organismo humano é um sábio, mas é vulnerável e não tem recursos biológicos diante dos refinados. Ele é pego de surpresa, sente um sobressalto, se estressa, e é sacrificado com isso. A questão da obesidade deve ser discutida a partir dessa realidade.

A indústria alimentar e a indústria química e petroquímica, as maiores do mundo, dominam esse cenário. Por cenário, leia-se: potencial econômico traduzidos por produção, recursos humanos (empregos) e geração de divisas, sem mencionar que são os maiores e mais frequentes anunciantes, que mantêm a grande mídia saudável, frequentemente isenta.

É certo que, associadas à raiz do processo da obesidade, estão a vida sedentária e a falta de exercício físico. Assim como as pessoas não têm o mesmo metabolismo; há pessoas que comem quantidade de carboidratos e processam melhor; há pessoas de padrões metabólicos diferenciados. Pessoas com metabolismo acelerado sofrem grande impacto da alimentação refinada, outras com metabolismo lento sofrem menos.

Outra problemática dessa dietética são desgastes e desnutrição seletiva – carência dos micronutrientes, do cromo, magnésio, dos minerais traços e assim por diante.

Há nessa mudança histórica de padrão dietético um processo de adaptação com reflexos genéticos. A primeira geração impactada por esse padrão dietético, digamos, há 100 anos, teve menor impacto; vivemos a quarta geração de mudança alimentar de padrão dietético, pós-Revolução Industrial. O impacto de geração em geração é crescente exponencialmente. Quando o bebê está no seu ventre, tudo o que a mãe ingerir como alimento terá impacto muito maior no indivíduo do que qualquer quantidade que ele comer durante a vida.

A medicina está desatenta e completamente despreparada para isso. Um problema grave é a confusão de publicações, inclusive bem-intencionadas, sobre o assunto.

A modulação do organismo e em especial do sistema neuroimunoendócrino, através do alimento é uma realidade incontestável. Não é por acaso que os obesos perdem entre 10 a 15 anos de vida. Várias questões são envolvidas no ganho de peso: a vontade de comer determinado alimento, a compulsão – *sugar craving* – provocada pelo impacto no sistema neuroendócrino, a ansiedade, a depressão, a bulemia, a anorexia, a desnutrição, o desequilíbrio do processo metabólico, nutricional, imunológico, endócrino, do sistema de regulação do organismo, os processos inflamatórios, degenerativos osteoarticulares, as doenças cardiocirculatórias, enfim, a sobrecarga desse organismo e o seu envelhecimento. É comum a adoção de regime, de restrição, que está na cabeça de todo mundo, e demais medidas enganadoras, insustentáveis sob o aspecto clínico. Pode haver casos de sucesso, mas é importante lembrar que cada obeso tem a sua individualidade, o tratamento que funciona para um não funcionará para outro. O indivíduo obeso precisa conhecer a sua realidade histórico-biológica e aceitá-la. Só assim poderá ter restaurada a sua saúde. E só conseguirá isso com a reeducação alimentar para o resto da sua vida.

O processo da alimentação é um processo informativo do sistema vivo. Quando você introduz um alimento você está introduzindo informação no seu organismo. A *"genetic nurturing"* ou nutrigenômica, ciência que estuda a relação do genoma humano com a nutrição e saúde, explica que é modular a mudança do gen através da nutrição.

E a mulher grávida? A gravidez, como a obesidade, se for encarada pelo aspecto prático, objetivo e por isso limitado e desumano, não passa de outro nicho de mercado. A cultura obstétrica, só opara citá-la no Brasil, tem as seguintes características:

1- Medicalização e hospitalização – o processo do parto foi completamente assumido pelo médico, tomando-o das parteiras tradicionais. As parteiras geralmente são tidas como atrasadas, incapazes de dar conta dos riscos de um parto. O médico retirou-o da casa e transferiu-o para o hospital. Mas, todo esse movimento responde a uma concepção dominante entre os médicos – a gravidez ser quase uma doença.

Como justificativa, os médicos salientam as gravidades potenciais relacionadas a partos em geral. Assim, a opinião pública desconhece o fato de que os partos com demanda de intervenção médica ocorrem bem abaixo dos 10%; na grande maioria dos partos, a parturiente precisa apenas do suporte, especialmente emocional. Suporte este oferecido com muito mais eficiência pela parteira do que pelo médico, de modo geral. Seria como programar todo um sistema em função de 5% dos eventos. É comum o médico orientar a escolha do local, e hora marcada, de parto com o fato de que tal lugar tem UTI pediátrica. O índice de cesarianas serve também como índice de avaliação da qualidade de assistência. O sistema público de saúde inglês tem uma taxa de cesariana por volta de 8%, na Alemanha cerca de 12%, nos Estados Unidos 22%. No Brasil tem oscilado em torno de 45% no geral, e quase 60% nas mulheres de classe média.

Na grande maioria dos países europeus, o parto é feito pela parteira ou enfermeira obstétrica, com uma retaguarda médica.

2- O parto está centrado na figura do médico: tanto no setor público quanto no privado, a grávida é geralmente acompanhada no pré-natal pelo médico que deverá fazer o parto. Calcule como pode o médico com cerca de 10 clientes, no último mês de gestação, tendo ainda que atender no consultório, no ambulatório público, fazer cirurgias eletivas etc. Essa realidade é incompatível com a imprevisibilidade do parto. Não há como compatibilizá-las. E o que faz o médico então? Coloca ordem no parto, data-o através da cesariana. Quase sempre constroem um artifício dizendo que a "Mulher" não tem passagem, ou o parto não evoluiu.

3- A cultura obstétrica é masculina: falta a visão do feminino na obstetrícia. Os médicos influenciaram fortemente todo o processo do parto. Isso explica, em grande parte, a resistência às abordagens naturais e não intervencionistas. A cultura dominante reage logo apresentando o lado dramático do parto, a exigir a intervenção, num estilo heróico semelhante à medicina de urgência.

Quantum e corpo energético

O organismo humano trabalha em equilíbrio instável, como se estivesse à beira de um precipício.

A teoria dos sistemas dissipativos é outra teoria que tem contribuído muito para a biologia e a medicina complexas. Também conhecida como teoria dos sistemas afastados do equilíbrio, ou teoria de Prigogine.

Ilya Prigogine, Prêmio Nobel de Química (1977), russo naturalizado belga, desenvolveu estudo sobre a segunda lei da termodinâmica, na qual os motores à combustão e a máquina a vapor estão baseados. Sua obra mais conhecida é "As Leis do Caos", foi diretor do Instituto Solvay, entre outras atividades.

Prigogine começou a estudar o Sistema de Bernard, uma experiência que era feita nos colégios franceses. Consistia em colocar uma solução numa panela de vidro ao fogo. Observava um movimento turbilhonar caótico das moléculas. Após algum tempo de aquecimento, havia um movimento organizado de baixo para cima, até a superfície do líquido, e se formavam células em losangos extremamente precisos em toda a superfície do líquido. Isso era observado como uma curiosidade, pelos alunos, mas Prigogine se aprofundou nas pesquisas e veio a afirmar que a organização/ordem vem da desordem, assim, ele cria a equação desordem-ordem-organização.

Do movimento turbilhonar, caótico, das moléculas, num determinado momento, surge uma dinâmica de ordem e a ordem é mantida. Tal como o motor a explosão, você aquece a mistura gasosa, as moléculas entram em caoticismo, e em determinado momento todas se dirigem para a mesma direção, movendo o pistão.

A concepção da corrente sobre o organismo humano usa a comparação com as máquinas de precisão, como um relógio suíço, bem ao estilo do pensamento mecanicista. O organismo humano, criação divina, acabou.

Prigogine desmonta completamente essa noção, ao afirmar que a organização que acontece nesse sistema vem de uma profunda desordem. Assim, ficou conhecida também como teoria dos sistemas afastados do equilíbrio, ou sistema dissipativo; sistema produtor de calor, que transforma energia, e necessita dissipá-la. O equilíbrio nesse sistema significa a morte. Como todo sistema dissipativo, o organismo produz energia, calor, e necessita dissipá-lo. Com isso, tende a aumentar a entropia do sistema (rigidez, lentificação).

O organismo humano trabalha em alta instabilidade, e essa alta instabilidade faz os movimentos organizatórios, e as grandes produtividades do sistema. É o que postulou Szent-Györgyi, descobridor da Vitamina C, "o organismo é o equilíbrio na beira do precipício".

Prigogine estudou os fenômenos da natureza, como os tornados, os terremotos e maremotos, por exemplo; são organizações, expressões da organização – "o bater das asas de uma borboleta na Argentina pode provocar um furacão nos Estados Unidos".

Às vezes o fenômeno começa pequeno, outras vezes ele começa forte, e vai enquadrando intensidades diferentes ao longo de um dado processo.

Um bom exemplo, é o que acontece na banheira. Abre-se o ralo e a água começa a vazar desordenadamente; à medida em que se configura uma tendência organizada dominante surge o redemoinho na descida do ralo, se organiza o movimento e a água começa a descer em intensidade maior.

Por trás de uma certa ordem no organismo vivo, na raiz do sistema, existe um

processo caótico de átomos, de partículas suba-
tômicas, de fluxo de íons carregados, de fluxos
transmembranas intensos que estarão na base
de um processo de organização.

A terceira teoria, na verdade surgiu em
primeiro lugar, é a teoria quântica, nascida na
década de 1920/30.

Einstein, Heisenberg e Bohr (Werner Karl
Heisenberg   1901-1976) recolocam completamente a noção da teoria newtoniana. Na física
newtoniana a menor parte explica o todo. Mas a
primeira afirmação da teoria quântica é que não
existe a menor parte da matéria; a menor parte
da matéria é uma tendência. Ela depende do
todo. Inverteu-se a equação completamente.

A teoria quântica considera o "observador". Isso não acontece nas ciências clássicas. Na
física quântica o "observador" é parte do processo de observação. Por exemplo, você pode
conceber a luz como partícula ou como onda. Depende do "observador". E isso é definido pelo
método cognitivo.

Dizia-se que a ciência é a busca da verdade, e a teoria quântica diz que não existe verdade, não existe nenhum conhecimento que es-
gote a realidade, o conhecimento é sempre apro-
ximado, e dependente de uma série de *a prioris*,

entre eles o observador.

A medicina e a biologia mecanicistas estão fundamentadas na concepção de que o todo é o processo da soma dos trilhões de células, e basta decompor o todo em partes para entendê-lo. Mas, na perspectiva quântica a célula é definida pelo todo. A função celular é um diálogo com o todo orgânico. É completamente diferente colocar uma célula numa placa de estudo ou observá-la dentro do organismo. Você consegue discordar?

O Dr. Lehrninger, outro prêmio Nobel de química, mostrou que uma enzima funciona um milhão de vezes mais rápido num organismo do que no melhor ambiente de laboratório. O que leva a esta velocidade de uma enzima no organismo é o todo orgânico que cria o ambiente de instabilização, em termos da teoria dos sistemas afastados do equilíbrio, que instabiliza os íons (cyclotron ressonance) para que eles entrem em alto grau de rendimento biológico.

Mas, a contribuição ou desafio mais radical que a Teoria Quântica coloca para a medicina estrutural, baseada na física newtoniana, portanto centrada no estudo da matéria corporal, é justamente a definição do que é matéria. A célebre **equação de Einstein e=mc** estabelece a relação energia – massa. No pensamento clássico, nessa relação, a matéria era o sólido e a energia o invisível. A partir de Einstein e de Heisenberg, a matéria é concebida como composta de massa, energia e informação (campos de potenciais informativos). A massa corresponde a 0,001% da matéria, a energia só é percebida quando liberada (explosão), e os campos de potenciais correspondem a 99,999% do universo. Quanta diferença!

O Universo se expressa através dos campos, do vacuum. A matéria é a expressão dos campos informativos.

Então, retornando para a perspectiva da medicina, em relação a sabedoria do Organismo Humano, o vacuum é energia flutuante num espaço ordenado, mas infinito. Possui infinitas possibilidades, não se divide em componentes, é uno, tudo está em comunicação, tudo está em interação, além de ter uma natureza fractal ou holográfica. O vacuum contém todas as informações, tem Consciência.

Na tradição Védica, o vacum seria o grande Espírito, ou a Consciência Cósmica. Daí, se o Universo é 99,999% vacum, cada coisa nesse universo é um ponto do universo, que expressa e encerra o universo em si. O ser humano é produto e é apenas um ponto desse universo. Para os Vedas, ele não só expressa, mas encerra em si o universo, unificado em macrocosmo (universo) - microcosmo (homem).

O pensamento Taoísta há mais de 2.000 anos já havia percebido na sua Cosmogonia o que a Teoria Quântica afirma hoje. Lao Tse disse:

"O 1 (unidade) fez o 2 (polaridade), do 2 resultam os 4 tipos de aparência, e dos 4 tipos de aparência surgem as 10 mil coisas."

Não é por acaso que a água seja o único elemento disponível na natureza nos três estados, líquido, sólido e gasoso, em permanente tendência de um estado para outro.

Desde os gregos até a física newtoniana, as ciências mantiveram a dicotomia forma-matéria, forma-função. A teoria quântica unifica essa dissociação, ao afirmar que matéria e forma são, na essência, informação. A forma em si já é informação e a função é dependente da forma. Não são trocadilhos! A forma é produto dos campos informativos, expressão particular dos campos de potenciais (vacuum). A informação forma a matéria. Toda alteração da estrutura é uma informação, e toda alteração material depende de informação.

Transpondo esses conceitos para a matéria viva, para os tecidos, diz-se que o tecido saudável está num equilíbrio instável. Para manter o equilíbrio, a ordem, é necessário intenso aporte de informação (photons, campos). À redução do fluxo de informação, há o aumento do risco de perda de equilíbrio, a degeneração. Isso foi evidenciado já na década de 1930 pelo cientista austríaco Erwin Schrödinger, Prêmio Nobel de Física. É dele o postulado:

"Sistemas biológicos são sistemas coerentes. Quem não compreender sistemas coerentes, não é capaz de entender os sistemas biológicos."

Aprofundando a concepção da matéria e da própria realidade como expressão dos campos informativos, poderíamos dizer que a matéria não só tem informação, mas também tem consciência. Tomando o caso do ser humano como o ponto do universo, poderíamos dizer que **na intersecção entre o universo (espírito) e o corpo (matéria) se manifesta a dinâmica da alma.**

A psique opera na dinâmica da alma, mas dá uma direção no processo de informação orgânica, de modo que podemos dizer que todas as funções corporais são "aspectos" do psíquico. De outro modo, os processos vitais são expressões de padrões individuais da psique humana, e toda mudança nesse organismo é expressão de mudança psíquica. Tudo isso explica a hierarquia do psíquico no funcionamento do organismo.

O caos psíquico, as emoções destrutivas como raiva, ressentimento, e, sobretudo o medo, levam a formas erradas de pensamento, que desconectam o ser do seu todo (da grande alma), e promovem o desarranjo informativo do organismo, alteração dos campos, redução da intensidade/estoque de informações, perda do trofismo/degeneração e o adoecimento clinicamente perceptível.

Além do fator psíquico que domina a cena do adoecimento nos dias de hoje, temos ainda, na perspectiva da medicina quântica, os fatores externos (toxinas ambientais, alopáticos, vacinas), os campos eletromagnéticos artificiais, o estresse geomagnético (geopatia – relacionada à estrutura da água).

Todos esses padrões de sobrecarga irão promover um processo contínuo de perda de ordem, de energia e de ritmo dos tecidos e, por consequência, de todo o sistema vivo. Em termos clínicos, esses quadros se caracterizam pelo adoecimento crônico, dominante na cena médica atualmente.

A Medicina Integrativa dá suporte para a cura, e o médico alopático costuma usar a química potencialmente tóxica com possibilidades de agravamento da cronicidade, e o risco de inviabilizar qualquer chance de cura.

A PALAVRA CURA TEM DESAPARECIDO DO VOCABULÁRIO MÉDICO. A MEDICINA OFICIAL CONFUNDE CURA COM SUPRESSÃO DOS SINTOMAS.

Fui procurado, recentemente, enquanto preparava os originais dessa edição de "O Organismo é Sábio" por um empresário dono de uma Clínica de Terapia Alternativa e, enquanto conversávamos sobre sua demanda que me fez encontrá-lo, ouvi que a palavra "cura" deveria ser evitada. Aquilo não contrariou, mas já não era novidade, e apenas ouvi com discrição, e certa tristeza interior.

Pois, o processo de cura deve atuar para recompor o campo informativo original, ou mais próximo do original. O grande desafio da cura. A cura, portanto, começa fora do organismo, a partir de uma busca de reconexão com o cosmo e a natureza, em que está a matriz original e organizada do ser ora em desequilíbrio. A cura é primariamente um processo da consciência, um contato profundo com a dinâmica da vida, o desenvolvimento de uma "autocertificação" de sobrevivência.

Segundo Popp, "a cura depende da capacidade para criar o sentimento de estabilidade e de resistência internas (coerência), da soma de todas as informações úteis e a crença nessas emoções". De um modo simplório, podemos dizer que a vontade de curar tem um valor substancial no processo de cura.

Definitivamente, significa construir uma consciência, uma unidade do ser com o universo/Criador.

E a consciência não é um processo intelectual, é um sentir profundo de pertencimento ao todo. Por isso, as pessoas mais simples têm muito mais chances de cura do que as intelectualizadas. Neste novo contexto o aforismo da medicina hipocrática de "primeiro não lesar" revela toda a sua sabedoria em sintonia com a sabedoria do próprio Organismo.

O corpo energético

Se a matéria, como vimos, é a expressão

de campos energéticos, o eletromagnetismo corporal, o corpo eletromagnético, é outra dimensão da matéria.

A medicina que valoriza o corpo invisível trabalha com a energia. A matéria é uma forma de energia, mas o grande processo energético é invisível. "A parte que vemos da matéria é apenas um bilionésimo dos fenômenos que acontecem na natureza" (Carlo Rubbia, Prêmio Nobel de Física em 1984), ou seja, a ciência que não considera o fenômeno da energia ou dos campos, cobre apenas um pouco dos fenômenos cósmicos e das partes subordinadas. É sobre essa vertente de pensamento que se quer estabelecer, no campo médico, novas contribuições para aplicação no conhecimento do organismo humano e compreensão do adoecimento. A consideração desses fenômenos já vem sendo adotada pela medicina energética, medicina de biorressonância, bioinformação, biocibernética, as medicinas que trabalham com o campo energético.

Há muito tempo é sabido que o organismo possui bioeletricidade, oscilações, campos, frequência de ondas. A atividade biofísica corporal opera numa faixa ampla que vai desde as correntes e campos eletromagnéticos mensuráveis (mVolts, miliamperes), até o nível da chamada

ELF (Extremely Low-Frequency), avaliadas através das frequências e oscilações (Hertz).

O organismo humano tem uma faixa de frequência bastante ampla, que vai de 1 a 10 Hertz. Esse é o grande campo informativo biológico. As ondas cerebrais (8 a 12 Hz), a oscilação do DNA, a oscilação de proteínas e enzimas (6,5 10Hz) se encontram nessa faixa, fundamental para o funcionamento do organismo.

O processo de rendimento orgânico, a matriz extracelular, faz grande parte do processo de polaridade, de condutibilidade.

É evidente que o sistema informacional tem que ter a bateria carregada, com carga elétrica; se não tiver energia ele não funciona. O organismo humano despende alto gasto energético, por exemplo, para mobilizar suas defesas numa virose aguda. Normalmente tem carga para sustentar esse processo por uns sete dias. Depois disso, se o processo continuar, sentimos o esgotamento energético, o organismo terá que se adaptar ao ambiente de carência energética. Mesmo com o cessar da virose esse organismo irá precisar de quase 30 dias para se recuperar (convalescença). Não é novidade álguma falar em bioeletricidade humana porque os exames clássicos, tais como: o eletrocardiograma, eletroencefalograma, e a própria ressonância nuclear magnética; são exames que captam o processo oscilatório, bioelétrico do organismo.

O eletrocardiograma mede a bioeletricidade do coração. O problema é que a medicina oficial lesional usa esses exames para produzir imagens, e buscar a percepção da estrutura, não usa o eletrocardiograma para entender o funcionamento do organismo.

As medicinas energéticas atuais trabalham com a dinâmica de energias de baixas cargas, ELF, frequências por onde funcionam as janelas de informação do organismo. A medicina de biorressonância aplica os conceitos de campo, de eletromagnetismo, oscilação e frequência. É o casamento da física de partículas com o desenvolvimento da microeletrônica, com as experiências empíricas das medicinas tradicionais (energéticas) – a medicina chinesa, oriental, e a medicina homeopática.

Na medicina chinesa, os pontos de acupuntura são sítios diferenciados do organismo, de baixa resistividade elétrica. Esses pontos são canais de entrada de informação. No campo da medicina homeopática o medicamento homeopático tem uma oscilação, uma frequência, ele tem uma oscilação informativa para o organismo. Se o organismo estiver receptivo àquela informação, ela produzirá um efeito informativo, promoverá uma ressonância. Mas a medicina oficial não consegue perceber outra ação que não a química, por isso ela diz que a homeopatia é água-com-açúcar.

Ao trabalharmos com o paradigma energético informacional, percebemos o medicamento homeopático como portador de informação. A informação está na base homeopática que a ancora. As bases mais usadas são a solução hidroalcoólica (dipolos da água e do álcool) e os glóbulos de lactose.

A água pura, o conhaque, a solução salina e até um cartão magnético também funcionam como base. Na antiga medicina chinesa e, há mais de 200 anos, com os estudos de Hahnemann, não havia recursos científicos para se perceber tudo isso.

Está estabelecido que o corpo energético, eletromagnético, é mais complexo e hierarquicamente superior ao corpo sólido. Primeiro, os fenômenos físicos comandam e dirigem os processos químicos. Segundo, há uma hierarquia de fenômenos no organismo humano, considerando vários níveis sistemáticos.

Umas das principais pesquisas que

suportam os avanços da medicina energética são os trabalhos de Popp, físico alemão, que trabalha com os biofótons.

Ora, o DNA é uma estrutura emissora de informação biofísica, opera no ritmo de 702 nanômetros, e funciona como um dos principais marcadores de ritmo do organismo. O DNA não é uma estrutura mecânica, é antes disso um emissor de informações. Além dos biofótons, diz Popp, que estão no máximo na faixa da oscilação do infravermelho (de 10 a 12 mil Hertz), o organismo humano possui um amplo espectro de oscilação que está entre 10 a 15 mil Hertz. Ele afirma também que o organismo humano e a natureza trabalham com energia de baixa intensidade, mas com alto potencial de informação. Quer dizer, o mais importante não é a intensidade da energia, mas a coerência, a coincidência de fases. Os sistemas vivos são sistemas coerentes. É assim que o organismo trabalha. Não vai funcionar bem, com tal complexidade, se não processar informação com altíssimo rendimento. Essas informações são, em grande parte, físicas, oscilações. O organismo identifica processos oscilatórios. E como ele identifica quem é quem? Como é o seu processo de cognição? Como o organismo identifica o processo integrador, regulador? E como oportunizar a cura de um organismo doente apenas se comunicando pela química e de modo localizado?

O organismo não é capaz de analisar uma substância química somente pelo ponto de vista da química e escolher: isso eu quero, fica, isso eu não quero, sai. Ele tem um método de reconhecimento, de cognição que não é químico, é físico, é oscilatório, a biorressonância não deixa dúvida sobre isso.

No organismo que tem, por exemplo, uma sobrecarga por um metal tóxico, basta que você aproxime, encoste, o metal tóxico ele o identifica, e ele não fez contato em termos químicos, mas ele identifica. Por que ele identifica? Porque ele entrou em contato com a oscilação, com a frequência daquele material. O organismo estressado por aquele material o reconhecerá. Basta que uma pessoa entre em contato com o material ou o coloque na mão, ou, ainda, que uma outra portando o material simplesmente toque a pessoa examinada e o organismo dela é capaz de perceber. A informação é passada com um simples toque.

Segundo Popp, a cada segundo 10 milhões de células morrem e são substituídas prontamente no organismo; uma única célula realiza de 30 a 100 mil reações químicas por segundo, e ele mesmo afirma: "ora, essa intensidade de trabalho no organismo em tempo tão curto não pode ser resultante apenas de processos químicos, é matematicamente impossível esse grau de rendimento acontecer segundo a lógica da química".

Como a química (ciência) percebe a reação química? As moléculas se aproximam, se combinam, se tocam, a sua porção ativa em termos de trocas, o radical ativo quimicamente, se transforma (ganha ou perde elétrons), e isso vai modificando as moléculas.

Essa é uma visão do pensamento mecanicista na química também.

Uma coisa é a velocidade de uma enzima numa placa de laboratório, outra coisa é a velocidade dessa enzima no organismo humano que chega a ser um milhão de vezes maior. Outro grande contribuinte no campo da medicina energética foi o Dr. Hans Nieper, considerado um dos maiores médicos do século XX, um pesquisador que atuou em pesquisa avançada e na prática clínica. Hans Nieper elaborou, ainda jovem recém-formado, a teoria física que ele chamou de *vacuum field*, ou teoria do zero *point field*, hoje aceita integralmente pela comunidade científica.

Nieper afirmou, muito antes de Rubbia, que mais importante do que a matéria visível, é o campo energético, que viabiliza a expressão da matéria, isto é o vacum field – o invisível. Ou seja, a matéria é composta de massa, energia e campos informativos. A massa corresponde a um bilionésimo da matéria, portanto a matéria seria em grande medida expressão de campos informativos, ou seja, processos invisíveis. Mais ainda, toda matéria tem informação, toda matéria tem consciência.

Nieper contribui adicionalmente no campo da medicina, ao dizer que a carga elétrica da membrana celular não é uma propriedade intrínseca do organismo, mas resultado da influência externa, do campo eletromagnético, do vacuum. Segundo ele, a força da gravidade, um campo energético que submete todas as coisas que estão incluídas nele, é uma força inclusiva. Faz com que todos os campos menores se submetam ao grande campo energético, o grande campo eletromagnético da Terra. É a membrana celular que viabiliza o funcionamento do organismo, pois há uma evidente separação entre o meio intracelular e o meio extracelular. A membrana celular tem uma polaridade elétrica, na faixa de -70 a -90 milivolts. É essa divisão do meio interno e externo que mantém os gradientes que fazem os movimentos do organismo.

Sem a intermediação da membrana celular com o meio não seria possível a existência da célula com o seu alto rendimento. Não tivéssemos os chamados fluxos transmembranas, com essa polaridade elétrica, não seríamos capazes de fazer movimentos; para fazer um movimento muscular, você tem que despolarizar. Desde o *input* que vem do cérebro que manda despolarizar, que chega até o nervo para despolarizar, tudo é feito por um fluxo iônico, através das membranas.

Tudo o que se movimenta no organismo o faz porque existem gradientes elétricos, energéticos. E há movimentos que nós nem percebemos, o tempo todo, mesmo dormindo.

Portanto, quanto mais polarizado o sistema, quanto mais carregados eletricamente, quanto maior a oscilação, do movimento dos íons, da polaridade desses íons, da presença desses íons carregados eletricamente, maior será o rendimento orgânico.

A biologia clássica interpreta a polaridade da membrana de um modo simplório, desprezando toda a sua complexidade fabulosa.

Outro físico que contribuiu para

a medicina energética foi o sueco Jacobsen, conhecido pela tese chamada de *Jacobsen ressonance*. Essa tese diz que as oscilações eletromagnéticas são convertidas em vibrações mecânicas, a força fundamental do chamado éter gravitacional na tese chamada *vacuum field* ou *quantum field*, submete todas as coisas inclusive os sistemas biológicos, gens, enzimas, proteínas, membranas celulares. Esse sistema biológico teria uma velocidade inercial que corresponde à velocidade orbital da Terra na faixa de 3X10 centímetros por décimo de segundo.

Outro importante pesquisador, Robert Becker, um médico americano ortopedista por formação, atraído pelos processos de consolidação de fraturas ósseas, foi observar na natureza o que acontecia na regeneração da pata da salamandra, que é capaz de regenerar uma pata amputada, e isso não acontece na escala superior da evolução, por exemplo, de um batráquio. Um sapo não regenera. Becker constatou que a salamandra se regenera porque nasce no local um broto de amputação com uma carga elétrica, uma polaridade, que faz com que o tecido entre em processo de regeneração, e reforça, remodela o membro. O sapo amputado não regenera porque tem um outro tipo de polaridade elétrica. Becker conseguiu mudar a polaridade do broto em um outro animal, com essa mesma característica do sapo, e desenvolver um membro amputado através da simples informação elétrica do broto da amputação.

A partir daí ele desenvolveu o estudo da regeneração das fraturas ósseas com estímulos elétricos na área de fratura, conseguindo aceleração de recuperação da fratura.

É impressionante como a medicina oficial não utiliza os ensinamentos de Becker; inclusive utiliza métodos que às vezes atrasam a recuperação da fratura, a simples imobilização do membro fraturado, que reduz o processo metabólico, e ocorrem mudanças elétricas significativas no foco de fratura. Becker estudou o campo da bioeletricidade corporal, mensurável, e não o campo de frequências, dos campos débeis, e pode comprovar a influência da eletricidade na saúde humana. Mas ele teve problemas, não pôde continuar suas pesquisas, porque foi contra o establishment, sobretudo quando começou a questionar a influência dos campos elétricos sobre o organismo, começou a levantar os riscos do que nós chamamos hoje de poluição eletromagnética, das estações rebaixadoras de tensão, das antenas de telefone celular, por exemplo, e começou a colocar tudo isso em evidência e os financiadores das pesquisas americanas não viram com bons olhos a continuidade dessas pesquisas.

A medicina e a biologia oficial consideram que as radiações ionizantes (raios X, raios Gama), e as produtoras de calor (microondas), apresentam influências biológicas e podem lesar o organismo, e que as radiações não-ionizantes, não produtoras de calor, não têm influência biológica.

Mas as radiações não-ionizantes não produtoras de calor estão na faixa de 45 e 70 Hertz, por onde funciona a grande janela informativa do organismo.

Outra evidência insofismável usada pela medicina é o princípio de *cyclotron ressonance*, a base do funcionamento do exame da ressonância nuclear magnética.

Ora, o que um aparelho de ressonância nuclear magnética faz? Ele é um tubo, sob a influência do campo magnético da Terra (campo fixo). A pessoa entra no tubo e é bombardeada por um segundo tipo de campo eletromagnético (campo oscilante). Mas esse campo oscilante está calibrado para carregar os átomos de Hidrogênio, que têm uma faixa ótima de estímulo. Os sensores estarão regulados para captar a frequência do hidrogênio. Haverá então a exposição do campo oscilante por um tempo e depois se corta abruptamente a exposição desse campo. Os átomos de hidrogênio carregados liberam imediatamente a energia, que é captada pelos sensores, e depois digitalizada em imagem.

Um método ultra-sofisticado de produção de imagem, mas pouco se tira desse fenômeno para se compreender o funcionamento do organismo. Porque nem sempre o que você vê nesses testes é tudo. Ou seja, a medicina estrutural não valoriza a oscilação dos átomos de hidrogênio como um processo biológico fundamental para o funcionamento do organismo. Ela simplesmente aproveita isso para fazer uma imagem, como faz a imagem da bioeletricidade do coração no eletrocardiograma.

Já as medicinas que trabalham no campo energético, se utilizam desse princípio. Por quê? Porque a maior parte das atividades que acontecem no organismo é realizada através das partículas carregadas, dos íons carregados, como são os fluxos de cálcio, sódio, de potássio, de magnésio. São esses fluxos de minerais no organismo que fazem grande parte da dinâmica funcional. E é sabido a importância do cálcio no funcionamento do coração, que o cálcio é a força inotrópica, que faz a contratividade do músculo cardíaco, e o cálcio tem o seu ponto de *cyclotron ressonance* por volta de 18 Hertz. Quando submetido ao campo eletromagnético da Terra, por volta de 02 Hertz, faz com que o íon de cálcio, atuando na faixa de 18 Hertz, entre em grande oscilação. Não é por acaso que o coração trabalha preferencialmente na faixa de 18Hertz. É a faixa preferencial de oscilação do cálcio, e ao trabalhar nessa faixa entra em instabilidade e grande produtividade energética.

O sódio, por exemplo, tem o seu ponto de *cyclotron ressonance* na faixa de 16 e 15 Hertz, o potássio numa faixa menor, em volta de 10 Hertz, o lítio numa faixa maior, em torno de 55 e 60 Hertz. As chamadas extremely low frequency (ELF), na faixa de 01 à 100 Hertz, são extramente significantes para o organismo.

Dentro do princípio da *cyclotron ressonance*, o campo de frequência dos sistemas de energia elétrica domésticos, na faixa de 60 Hertz, é um risco muito alto, por que está dentro da janela informativa preferencial do organismo. Já as frequências muito altas dos megahertz, estressam e sobrecarregam o organismo, mas para elas ele tem mais recursos para se proteger. A propósito, existem dispositivos e até mesmo técnicas simplórias para limpeza energética de ambientes, domésticos e de escritórios.

Há pessoas que percebem a chamada água subterrânea, com uma "varinha". São pessoas que têm sensibilidade eletromagnética. A água tem grande condutibilidade, a água subterrânea mais superficial ancora a energia eletromagnética da Terra e cria em torno dessa ancoragem um vórtex de energia, um campo diferenciado de energia ancorado pelo lençol subterrâneo, e uma pessoa com sensibilidade eletromagnética percebe.

Uns usam a varinha, outros usam a própria mão, outros usam instrumentos, que vão mostrar o tremor da mão, mas é o corpo dele que ancorou, que está se expressando através desses meios. Não há nada de bruxaria e esoterismo nisso. É científico, de acordo com o paradigma energético.

Antes da célula se lesar, ela terá o seu potencial elétrico de membrana alterado. Assim, o potencial elétrico do tecido passará a apresentar uma dissonância, uma oscilação dissonante, como um ruído, e isso é perceptível eletromagneticamente. Algumas pessoas com sensibilidade eletromagnética passam a mão sobre áreas do organismo de outra pessoa e identificam onde está a desarmonia, o desequilíbrio, e podem, com um segundo campo elétrico, o campo da sua mão, conseguir harmonizar essas oscilações dissonantes.

O Reik funciona dentro dessa lógica. Na tradição ocidental nós temos a história do Messmer, um médico francês, da época de Pasteur, século XIX, no início da revolução científica da medicina, um médico de grande sucesso terapêutico que usava a imposição de mãos.

A medicina científica da época, através da academia de ciência de Paris, criticava o seu método. Ele foi chamado de charlatão, por aquela academia que montou uma espécie de arapuca para ele. Deveria comprovar a cientificidade do seu método numa reunião da academia de ciência de Paris. Ingenuamente ele aceitou e foi submetido a uma sessão de provas. A versão oficial é a de que não conseguiu provar nenhum dos fenômenos relatados por ele. Ora, um método que trabalha com energias sutis, com energias vibracionais, oscilatórias, num ambiente hostil com toda a sorte de interferência, não pode realmente funcionar. Ele saiu de lá desmoralizado, abatido, e a academia de ciência disse que ele era um charlatão, que aquilo não funcionava. Esse fato deu origem ao termo messmerismo como sinônimo de charlatanismo. Messmer desenvolveu um método intuitivo, mas foi proibido de exercer a sua prática, e morreu no ostracismo.

Os resultados da acupuntura, da homeopatia, do Reiki, das massagens energéticas, da colorterapia, da musicoterapia, das terapias com cristais e gemas, e um inúmeras outras terapêuticas correm o risco constante de situações semelhantes, ainda nos dias de hoje. Mas não há como ignorar suas evidências. No entanto, a medicina oficial do alto do seu discurso ideológico, mantida pela indústria farmacêutica manipula a ciência como ideologia, usa o seu hegemonismo para desqualificar outras formas de terapêuticas, sobretudo as de paradigma energético.

A física moderna dá completo suporte ao trabalho de Messmer. Há pesquisas recentes que demonstram a importância da influência eletromagnética. Estudos em Nova York mostram um aumento significativo de internação em hospitais psiquiátricos quando a Terra passa por tempestades cósmicas, que alteram o campo magnético da Terra. É aceito que as mudanças da lua afetam os nervos de pessoas sensíveis, ou justificam mudança de comportamento das pessoas; os surtos psicóticos. Tudo fruto da influência eletromagnética sobre o organismo.

No campo da medicina de bioinformação, já existe material, pesquisa e estudos suficientes para dar suporte às teses fundamentais da medicina de biorressonância ou bioinformação.

Como a maioria da produção de conhecimento da medicina, a medicina da bioinformação começou pelo campo empírico, pela percepção do médico, pela sensibilidade do terapeuta que percebe coisas acontecendo no sistema complexo humano.

A maneira de se perceber um sistema complexo não pode ser com apriorismo, com pré-determinismo. O sistema complexo é imprevisível, é a posteriori, no acompanhamento, que se lhe observamos.

Toda ciência está baseada no apriorismo, das leis, das observações feitas em laboratório, que não levam em conta a individualidade daquele sistema pesquisado.

A medicina de biorressonância nasceu de uma situação muito interessante. O médico e engenheiro alemão Reinhardt Voll era um homeopata e clínico, e ficou muito mobilizado pela medicina chinesa em especial com a acupuntura. Ao estudar biofisicamente o que acontecia nos fenômenos da acupuntura, identificou diferenças bioelétricas nos pontos de acupuntura em relação ao tecido vizinho. Mais adiante, pode notar diferenças também estruturais nos pontos. Chegou a fazer biópsia dos pontos para comparar com o resto da estrutura do corpo. A partir de um equipamento muito simples, ele mapeou a resistividade elétrica de centenas de pontos no organismo, e criou além dos 12 meridianos chineses, mais outros meridianos, como o meridiano do sistema linfático, da alergia, articulações, pele etc. Medindo e analisando os chamados pontos energéticos, deu origem à eletroacupuntura de Voll, e em vez de colocar a agulha ela dava inputs elétricos, com correntes elétricas, naqueles pontos. Mas a grande revolução que o seu método permitiu foi por acaso.

Uma vez ele estava medindo o ponto da vesícula biliar de uma cliente que tinha enxaqueca. Numa das consultas, a paciente chegou, ele iniciou a medição e notou que o ponto estava alterado. Ele foi interrompido para atender o telefone, e quando voltou a medir o ponto não mais estava alterado. Ele inquiriu à paciente sobre o que ela havia feito, e ela disse que enquanto ele estava ao telefone ela tinha pegado o remédio homeopático que ela tomava, havia tomado uma dose e guardado no seu bolso. O Dr. Voll pediu então para ela lhe entregar o frasco do remédio, e voltou a medir o ponto e ele estava novamente alterado, voltou a entregar o frasco à paciente e a medição voltou a regular.

Desse modo, foi realizada uma descoberta maravilhosa que abriu um universo fabuloso para a medicina energética.

A primeira conclusão foi de que o organismo reconhece algo simplesmente pela proximidade. Possui um sistema de cognição muito apurado; e que o medicamento homeopático não precisa necessariamente entrar no organismo, basta aproximar-se do organismo.

Descoberta ali a sensibilidade do aparato cognitivo do organismo. A primeira conclusão da medicina de bioinformação ou biorressonância, sob o ponto de vista da diagnose, é que o organismo responde, ressona, àquilo que ele aceita ou não no seu sistema de processamento.

Por exemplo, se um remédio homeopático estiver na frequência informativa a que o organismo estiver receptivo, ele entra e modula esse organismo. Se, por exemplo, por outro pólo, uma substância tóxica, DDT, ou formol, estiver sobrecarregando o organismo, quando você coloca o organismo em contato com essa substância ele reage. Então, quer dizer, ressona no organismo aquilo que tem sentido para ele, seja do ponto de vista da influência positiva, no caso da terapêutica, seja do ponto de vista da influência negativa no caso da substância tóxica.

O conhecido Professor Hemógenes, pioneiro da Medicina Holística, no Brasil, em seu livro "Autoperfeição Com Hatha Yoga", no capítulo Eletroterapia destaca que o efeito de uma vibração sonora é tão profundo sobre o sistema nervoso humano que é utilizado como elemento de anestesia no chamado "som branco", assim como outros tipos de som em situações diversas de desequilíbrios nervosos.

A partir daí se abre um universo maravilhoso de diálogo com o organismo, podemos perguntar para o organismo, abrir um diálogo com ele, aprender com ele. Esse deveria ser o grande sonho de uma medicina que respeita a complexidade e individualidade do ser humano.

Voltemos à medicina hipocrática, recapitulemos o que já foi dito anteriormente, no início deste livro. O que a medicina hipocrática fazia? Ela não fazia um diagnóstico de doença, estático, ela buscava compreender a dinamis do organismo, o movimento do organismo, para perceber a natureza do processo que estava acontecendo naquele sistema, e fazia isso através da observação da dinâmica da physis do organismo humano.

É preciso realçar, mais uma vez, que a medicina clássica fala da doença como alteração da estrutura, mas pouco ou nunca menciona a causa. Você pode ter várias causas levando ao mesmo processo; você pode ter a gastrite, ou uma úlcera por várias causas; um reumatismo por dezenas de causas. Mas a medicina oficial simplesmente destaca que é artrite reumatóide e ponto final. O que leva a autoimunidade? O que causou esse desarranjo cognitivo informacional que ataca a si próprio?

Não trabalhar com a causa do processo é não curar. Mas a medicina oficial mantém os pacientes em uso dos medicamentos supressivos ou sintomáticos *ad eternum* num processo de cronificação, de não cura. Exemplo? A retirada das amígdalas cura o foco, mas pode evoluir para outro processo. A medicina oficial, por ser localista, não avalia as consequências da sobrecarga do organismo. Há casos de se tirar uma amígdala e um apêndice, que são dois órgãos do sistema linfático, e a medicina não vê nenhuma relação nisso, nem vê consequências sobre isso. Há estudos que mostram um aumento do risco, de quase quatro vezes, de câncer de intestino em pessoas que retiraram o apêndice.

Como é aplicada a medicina de biorressonância, atualmente? O método principal segue a Eletroacupuntura de Voll (EAV), de Reinhold Voll.

O procedimento aborda o estado funcional dos órgãos, inclui as glândulas endócrinas e dos sistemas, possibilitando um diagnóstico integral holístico em tempo real das funções orgânicas, e também um energético, orgânico e funcional do ser humano. Substâncias submetidas ao equipamento de EAV servem de referência, e, de um eletrodo que o paciente deve segurar, é feita a medição de determinado ponto, se houver mudança significativa, dizemos que houve ressonância, ou seja, foi positivo para aquela substância testada. Se for um alimento, pode significar intolerância, se for um metal pesado, indica sobrecarga, e assim por diante.

Não são necessários aparelhos eletrônicos para se fazer esse tipo de teste. Temos a Kynesiology, que encontra paralelo no "teste muscular". Neste caso, há duas técnicas: teste da força do deltoide (músculo que cobre a extremidade do ombro), o braço esticado 90 graus na lateral; e o chamado teste "O ring". Neste, usa-se a força de preensão entre os dedos das mãos. Em ambos os casos, se expõe o corpo à substância a ser testada.

A ativação de um músculo é um processo complexo composto por vários circuitos e uma intenção. Quando entra um ruído, ou um estresse, esse processo é afetado e o músculo em teste desliga, perde a força. O organismo está organizado neste alto grau de complexidade porque ele tem capacidade de conhecer, e essa capacidade se dá no plano da oscilação eletromagnética de baixíssima frequência.

Portanto, o risco da poluição eletromagnética sobre esse sistema, é muito maior do que a poluição química. O organismo vivo, o sistema vivo complexo, é muito mais vulnerável aos processos físicos, sobretudo aos processos oscilatórios e eletromagnéticos, do que às poluições químicas, porque os processos oscilatórios biofísicos atuam no campo da organização dos sistemas. No entanto, agrida o organismo pelos dois ângulos, e será bem difícil ajudá-lo a se defender, se reequilibrar, voltar a funcionar em harmonia natural, neuroimunoendócrino.

Neste sentido, a água, o meio, a matriz

extracelular, o meio externo (ambiente total), os íons, a toxidade, os metais pesados, substâncias bloqueadoras como os biocidas, germicidas, os agrotóxicos, a poluição ambiental, incluindo a poluição sonora, tudo deve ser valorizado, encarado com seriedade, honestidade.

A poluição eletromagnética das antenas, das frequências de FM, microondas, do celular, de todos os aparelhos wireless (sem fio), sobretudo no quarto de dormir, é um ataque desumano em todos os sentidos que fazemos a nós mesmos.

A Alemanha foi o primeiro país a admitir e adotar o monitoramento, ainda que precário e pouco conhecido mesmo dentro do próprio país, mas em outros lugares já vem sendo chamada a atenção para zonas geopáticas, isto é, com grande poluição ou desorganização de interferências eletromagnéticas na saúde não somente humana, mas de todos os seres vivos. Mesmo dentro de uma casa, é possível o monitoramento de zonas geopáticas, através de simples aparelhos apropriados para isso.

Voltando ao corpo humano, as cicatrizes têm uma polaridade e atividade elétricas diferentes e funcionam como um ruído, o campo interferente.

A terapêutica médica neuralterapia, trabalha desativando campos interferentes, e corrigindo a polaridade dos tecidos, fazendo com que não haja ruídos estressantes no sistema.

Ruídos esses que funcionam como uma estação de rádio fora de sintonia, com interferência, com um chiado o tempo todo. O organismo deve trabalhar com uma faixa de frequência harmônica.

O sistema neuroimunoendócrino avalia riscos dessa desarmonia e, se houver, ele produzirá um movimento de desligamento do campo interferente. É o que acontece no plano das chamadas doenças auto-imunes.

Essas doenças são uma agressão do sistema na busca de neutralizar a influência desarmônica que estiver acontecendo. Mas isso é uma tentativa quase desesperada de manter um certo grau de harmonia, e isso acontece também nas doenças crônicas.

As doenças autoimunes tendem a crescer, enquanto o paradigma da medicina reducionista, estrutural, prevalecer. As doenças ditas do colágeno, artrite reumatóide, lupus, síndrome mista do colágeno, e várias outras, são exemplos do organismo nesse quadro de autoimunidade. Ele sofre um desarranjo informacional e começa a atacar a si mesmo. É difícil tratar, sobretudo pelo modelo médico de tratamento com a supressão da resposta imune através de substâncias tóxicas. É um completo desastre tratar um sistema desorganizado com toxidade, com bloqueio.

A medicina de bioinformação ou biorressonância trabalha com terapias biofísicas. Usa vários estímulos externos como som, luz, cor, laser, fótons, camposeletromagnético, ondas escalares etc. Usa também a própria oscilação do paciente, amplificando a oscilação fisiológica e cancelando as oscilações patológicas.

Essa variedade de opções terapêuticas é chamada Terapia por Informação Biofísica (BIT – Bio-physical Information Therapy).

Os estudos nesse campo começaram em 1980, na Alemanha, com Franz Morell (médico) e Erich Rasche (engenheiro eletrônico). Eles partiram das seguintes questões: quando o organismo entra em desequilíbrio muda o padrão bioelétrico, começa a funcionar com padrões dissonantes, ou interferentes fazendo as seguintes perguntas: - como captar e cancelar essas frequências? E, deste modo, devolver ao organismo uma informação para ajudá-lo a cancelar os processos desarmônicos?

Aí criaram um aparelho para captar a frequência do paciente, inverter a onda (onda em espelho) e devolvê-la ao paciente. A onda em espelho cria uma isoneutralidade, como se fosse uma linha reta no osciloscópio. Sem oscilação não há campo, não há atividade biológica. Essa terapia ficou conhecida como MoRa Terapia, em homenagem a Morell e Rasch. A terapia que usa a oscilação do próprio organismo.

Essa fascinante medicina de bioinformação vê o alergeno como um provocador, uma interferência no sistema de informação, daí esta terapia ser adotada frequentemente para alergias. As alergias irritam o sistema, mas aparecem as sensações para o indivíduo bem depois que o próprio sistema já começou a reagir a elas, uma guerra interna contra ele mesmo.

Chamamos os alergenos, como o ácaro e o pólen, de gatilhos do processo alérgico, mas, na verdade, muito antes do paciente se tornar alérgico a esses alergenos respiratórios, a matriz já estava irritada, e fazendo com que o organismo passasse a interagir de forma desequilibrada com outras substâncias que se transformam em alergenos. Considera-se os alimentos, sobretudo o leite e o trigo, os grandes desencadeadores das alergias.

Existe alergia e intolerância alimentar, isso é muito importante diferenciar. Quando o alimento entra no organismo ele deve ser processado. Quando ele é mal processado, acumula-se no organismo. O organismo perde a capacidade de processá-lo, e ele fica presente como alimento na sua menor porção. No trigo temos o glúten e a gliadina, no leite a lactose e outras proteínas do leite, e por aí em diante começam a se depositar no sistema. Funcionam como toxidades de padrões informativos como são as proteínas bioinformativas, ou bioativas, ligadas aos processos de doenças crônicas.

A terapia de bioinformação vai atuar na alergia buscando fazer uma limpeza da matriz, desintoxicando-a, tirando a informação de toxidade do organismo.

Em outra perspectiva, o ritmo do dia, por exemplo, de noite/dia, à semelhança da maré baixa e da maré alta, como a natureza o faz impacta o organismo respectivamente. A alteração do sono é uma alteração de biorritmo. As polaridades têm que acontecer no organismo e são sinais de saúde. Quando você começa a perder a dinâmica do biorritmo, começa a afetar o sono, sentir sono de dia, insônia à noite, perda de memória, cansaço, estresse, vai baixando o rendimento do organismo, tolera mal os estímulos, vai ficando cada vez mais inflexível, sem o movimento e a flexibilidade que caracterizam a saúde.

O organismo em processo de adoecimento crônico se enrijece, no seu ritmo, e não responde a estímulos ou, quando responde, é através de efeitos colaterais. Você atua de um jeito e ele responde de outro, quando começam a acontecer esses efeitos paradoxais, o contrário do esperado, está caracterizado o estado de doença crônica. Tratar isso com supressões, colocar mais química no organismo, é intoxicá-lo mais ainda.

É IMPORTANTE TER ESTE RESPEITO PELO ORGANISMO. DEVE-SE, SOBRETUDO, ENTENDER A SUA INDIVIDUALIDADE, ANTES DE ATUAR SOBRE ELE. O ORGANISMO SEMPRE FAZ O MELHOR PARA AQUELE MOMENTO, MESMO NA DOENÇA. A DOENÇA, O PRÓPRIO SOFRIMENTO, É O MELHOR QUE ELE ARRANJOU PARA AQUELE MOMENTO, PARA AQUELA AMEAÇA. É A SUA SABEDORIA EM AÇÃO. O MÉDICO TEM QUE TER ESSA CONSCIÊNCIA. O ORGANISMO É MAIS SÁBIO DO QUE QUALQUER MEDICINA.

Em outras palavras, bem antigas a propósito, é a natura medicatrix, (Segundo Hipócrates, Vis Medicatrix Naturae, onde a natureza se encarrega de restabelecer a saúde do doente e cabe ao médico tratar o paciente imitando a natureza, a fim de reconduzi-lo a um estado de equilíbrio) em um sistema que luta o tempo todo para manter a vida e a regulação, embora acumule entropia crescente, com o seu funcionamento como sistema dissipativo.

O campo das novas terapias biofísicas tende a crescer a cada dia. O país que mais se desenvolve nessa área é a Alemanha. Já existe hoje um chip com informação terapêutica, como um cartão de banco, em que o cliente/paciente coloca no bolso para se tratar.

Há ainda, no campo biofísico, as terapias com cristais e pedras preciosas, que são muito importantes na terapêutica. As terapias de imposição de mão, o Reiki e outras formas de atuar com a troca energética entre o curador e o paciente; a cromoterapia, sons, gemas, argila, são terapias de padrão biofísico. Existem equipamentos que produzem estímulos preventivos, ou harmonizadores que as pessoas poderiam utilizar com frequência, e orientação adequada, para harmonizar o organismo.

Existem aparelhos, sondas, que trabalham na frequência de Schumann. Schumann estudou muito a influência do ambiente no organismo vivo e também viu que a natureza, o campo eletromagnético da Terra, influencia positivamente o organismo. As ondas de Schumann estão na frequência de 10 a 12 Hertz, as ondas Beta do Sistema nervoso central são ondas muito próximas às ondas de Schumann. Usadas para corrigir o jet leg, por exemplo.

Envelhecimento

Se me inspirei em autores consagrados para lembrar que o organismo vive equilibrando-se à beira de um precipício, ou que enquanto as nossas células se reproduzem constantemente aos milhões e em velocidades espantosas morrendo sucessivamente até que o ciclo de vida de cada indivíduo se conclua, então o envelhecimento, do modo como a sociedade aprendeu a vê-lo, seria o início do fim, nestas últimas páginas.

Mas o envelhecimento do ser humano quer dizer muito mais do que uma sucessão de ciclos, de páginas de uma história individual, é, a meu ver o auge da vida em sua plenitude.

Comecemos então pelos processos degenerativos contrapondo à preocupação com o rejuvenescimento.

As doenças crônicas dominam a cena nosológica (classificação das doenças) nos dias de hoje. No Brasil da década de 1960, uma parcela (20 a 30%) das pessoas que buscavam os médicos tinha doenças crônicas, a maioria apresentava processos agudos ou subagudos.

Hoje esse quadro se inverteu completamente – cerca de 80% das consultas médicas são por processos crônicos ou agudização de processos crônicos.

O rejuvenescimento é, mais do que nunca, em tempos modernos, uma das preocupações permanentes das pessoas. Motivadas mais por modismos e demandas do mercado de trabalho, infelizmente, e lembradas às pessoas pela sociedade como um todo, quase como uma sedução. As campanhas publicitárias direcionadas para a chamada meia-idade e a terceira idade prometem justamente isso, o rejuvenescimento, algo para ser desejado.

Faço aqui uma associação mais do que pertinente. Quando afirmei que "lixo" e "doença" são conceitos abstratos, cognições sem um similar real, à palavra "velho" se aplica a mesma afirmação, quando se trata do ser humano. Assim como "rejuvenescer" não é retornar a ser jovem, ou parecer isso. Esse argumento é muito mais do que um jogo de palavras, ou filosofia e pelo menos fosse um profundo conceito filosófico a nos inspirar.

Mas lidemos, com certa discrição com o termo "envelhecimento". Do ângulo da saúde integral do indivíduo, tanto as doenças crônicas quanto o envelhecimento (precoce) estão ligados diretamente aos processos degenerativos. E há uma grande diferença entre "morrermos a partir do momento em que nascemos" e "degenerarmos". É a partir deste ponto que eu gostaria de começar, de fato. A simples presença do adoecimento crônico já revela um estado avançado de sobrecarga e degeneração. E o adoecimento crônico é o fator de maior impacto no sentido da degeneração/envelhecimento.

Entre as principais doenças crônico-degenerativas se incluem: a obesidade, o diabetes, a doença coronária, a arteriosclerose, a hipertensão arterial, o câncer, a artrose, entre outras. Tais adoecimentos são resultados de processos que vieram sobrecarregando o organismo ao longo de décadas. Por exemplo, uma doença coronariana, nada mais é do que uma degeneração da estrutura da artéria coronária. É a degeneração da estrutura que leva ao aparecimento da placa e consequente obstrução. **Portanto, se queremos realmente prevenir ou reduzir a influência de tais adoecimentos, devemos evitar o chamado desvio metabólico catabólico/degenerativo, e não simplesmente monitorar o aparecimento da doença através do check-up.**

Atuar depois de lesada a estrutura, significa agir num estágio avançado do adoecimento.

Muito antes de uma pessoa tornar-se diabética (glicemia acima de 120 mg/100 ml), ela já está em processos degenerativos na fase de pré-diabetes. Nosso organismo trabalha numa velocidade tal que, a cada segundo, morrem e são substituídas cerca de 10 milhões de células.

O catabolismo seria a morte celular, enquanto a regeneração é o anabolismo. O organismo catabolisa e anabolisa o tempo todo. O problema é quando ele desvia para um dos lados. O desvio que hoje compromete 85% das pessoas, independente de apresentarem quaisquer dos adoecimentos acima citados, é o desvio catabólico/degenerativo. E como é provocado o desvio catabólico/degenerativo? Essencialmente por meio de dois processos:

ESTRESSE E ERRO ALIMENTAR: - Na categoria do estresse temos o estresse mental, e os estresses por alergias, infecções, poluição ambiental, medicamentos, hábitos adictos (fumo, drogas, álcool). Em relação ao erro alimentar, temos sobretudo a alimentação rica em carboidratos, que eleva os níveis de insulina no organismo. Na verdade, todo o movimento metabólico (anabolismo-catabolismo) é resultado da influência dos hormônios. Do lado anabólico temos o hormônio de crescimento e os peptídeos anabólicos; do lado catabólico temos os hormônios de estresse (cortisol, adrenalina), os hormônios tiroidianos e a insulina.

A liberação de insulina pelo pâncreas é demandada pela ingestão dos alimentos. A insulina tem forte influência sobre o metabolismo. Sua ação imediata abre a membrana das células para a entrada da glicose, devido à sobrecarga do sangue por carboidratos (glicose, frutose etc.). Para se ter uma ideia, quando ingerimos uma lata de refrigerante, chega ao sangue em cerca de 10 minutos algo em torno de 60 g de glicose. O nosso sangue todo tem cerca de 4g de glicose. Um excesso de quase 15 vezes. O organismo reage liberando insulina para desviar a glicose do sangue para as células.

Esse processo sempre significa um estresse para o organismo. Há uma oscilação forte dos níveis de glicose no sangue com hipoglicemia (baixa da glicose). Com o progredir desse processo, chega-se num momento em que as células decidem a não mais aceitar a oferta sanguínea de glicose, fecham suas membranas e resistem à ação da insulina (Resistência Periférica à insulina). O pâncreas reage produzindo mais insulina, mas geralmente tem pouco sucesso em vencer a resistência das células, que nesse momento já contam com a contribuição do grande aumento de adipócitos (ganho de gordura).

Diante desse quadro, o fígado agora é instado, pelos altos níveis de insulina, a entrar em outra dinâmica metabólica – a síntese de gordura a partir dos carboidratos, que antes eram utilizados pelas células. De agora em diante, o fígado abandona as suas funções de limpeza e desintoxicação do organismo, e vai se especializar, numa relação íntima com o tecido adiposo, para pegar o carboidrato e imediatamente transformá-lo em gordura. Assim, enquanto fígado e tecido adiposo entram em grande anabolismo, o restante do organismo entra em forte catabolismo/degeneração. Essa é a razão pela qual o ganho de peso impacta tanto a saúde. Mas esse desvio acomete em escala menor a maioria das pessoas submetidas ao estilo de alimentação concentrado nos refinados (açúcar e farinha de trigo).

De modo bem objetivo, o nosso estilo de vida e a nossa dietética, somados a todo o processo civilizatório, são as causas essenciais do nosso desequilíbrio ou da manutenção de nossa saúde. É curioso que esta descrição simplória é aceitável por todos. Outra certeza, as doenças crônicas são doenças da civilização. A medicina oficial, contudo, costuma controlar, apenas, a glicose no caso do diabetes, a pressão no hipertenso, o colesterol na doença coronariana, e assim por diante.

O que não é dito é qual ou quais os processos causais atuando no organismo, para fazê-lo apresentar alteração da glicose ou da pressão arterial.

Não é através de medicamentos químicos que faremos uma terapêutica de reversão, embora venha sendo a única proposta da medicina oficial hegemônica.

Devemos ter a pretensão de compreender o funcionamento maravilhoso do organismo humano, com humildade na hora de pretender interferir nesse sistema incrivelmente complexo, e individualizado. No caso da terapêutica, focar toda a atenção somente num órgão, de acordo com uma noção preconcebida de doença é um erro. Não podemos perder de vista a noção de que é a regulação matriz-célula que dá toda a base para a regulação de todo o organismo.

Mas estas afirmações sobre degeneração

não são uma novidade deste século, tampouco de alguns sonhadores atuais. Em 1935, o cirurgião e biólogo francês, vencedor do Prêmio Nobel de Medicina de 1912, Dr. Alexis Carrel publicou o que vem a ser o ponto emblemático sobre o tema degeneração, ou "envelhecimento": *Man, The Unknown* (Haper Collings, "Homem, O Desconhecido). Neste clássico, ele afirma categórico: "Os homens não podem seguir a civilização moderna em seu curso atual, porque estão degenerando. Ficaram fascinados com a beleza das ciências da matéria inerte, mas não compreenderam que seu corpo e sua consciência estão sujeitos a leis naturais, inexoráveis. Tampouco compreenderam que não podem transgredir essas leis sem serem punidos". - Antes do livro, porém, exatamente no ano em que mereceu o Nobel, o Dr. Carrel publicou o artigo "The Permanent Life of Tissues of the Organism" (A Vida Permanente dos Tecidos Fora do Organismo), descrevendo a experiência conduzida com a ajuda de pesquisadores associados: num esforço para desenvolver técnicas de cultura de tecido e sua longevidade, mantiveram uma série de cultura de tecidos do coração de pintinhos no Instituto Rockefeller, em Nova York, de 1912 a 1946. A cultura de tecido cardíaco permaneceu viva e se dividindo.

Como a duração daquela cultura excedeu em muito o tempo de vida normal de uma galinha, as células foram consideradas imortais. A publicidade da época e até hoje se refere ao episódio como "o coração imortal das galinhas". Vulgarização imprópria de uma descoberta fantástica. Aquele experimento provou a imortalidade como uma propriedade intrínseca de todas as células, não apenas a linha celular através da qual o material genético é passado para a prole, chamada de linhagem germinativa. Conseqüentemente, o fenômeno do envelhecimento celular não é uma característica intrínseca, mas atribuído a fatores externos, como o acúmulo de produtos residuais dentro da célula.

Assim ficou provado que a célula não é datada, ou seja, se o tecido de uma galinha vive mais do que quatro vezes que a própria galinha, a célula não é datada. Ou que a data "não são os gens", como faz crer a medicina oficial com a tese dos telômeros, e sim o ambiente, a matriz. Isso permite afirmar que a célula seria imortal, que a data é o ambiente extracelular.

Aqueles estudos do Dr. Carrel deram grande reforço à medicina que valoriza a regulação da matriz ou também chamada de medicina do terreno biológico. Essa medicina sempre deu grande destaque às condições do ambiente extracelular para se ter uma boa saúde. Afirma que o adoecimento começa fora da célula, no ambiente extracelular. Desse modo, vai se ocupar das condições desse ambiente interno. Já tratado neste livro. Reporto o leitor ao capítulo que fala sobre patologia relacional e humoral. Salienta-se a relação entre o estado do ambiente extracelular e o envelhecimento. É evidente que a degeneração celular é em grande parte consequência da sobrecarga e do desequilíbrio do ambiente extracelular. Tão importante quanto oferecer nutrientes, íons, água, cargas elétricas, para se manter o equilíbrio fisicoquímico da matriz, é também mantê-la limpa, livre de toxinas, tanto as produzidas pelo próprio metabolismo celular, quanto as vindas de fora (xenotoxinas).

"você é tão velho quanto a sua matriz"

Na medicina oficial diz-se que a célula possui em seu genoma os telômeros, que seriam o relógio da vida dessa célula. Quando esses telômeros se ativam a célula morre. Os telômeros existem sim, mas eles são ativados pelo ambiente biológico tóxico que diminui a vida da célula. Há uma grande diferença entre uma coisa e outra. Um conjunto extremamente complexo de fatores internos e externos ao corpo humano faz com que vivamos um certo número de anos. As mais recentes estatísticas no século XXI, da ONU, por exemplo, revelaram que a nossa expectativa de vida vem aumentado. Boa notícia. Mas a verdade é que, a partir dos 30 anos de idade, começa-se a notar os sinais do processo degenerativo. A medicina oficial aborda localmente esses processos. Ou seja, aborda o processo degenerativo do organismo, que se expressa pela lesão ou perda da função de estruturas e órgãos, como se fossem processos locais. Diz: se você perde a cartilagem de um joelho e manifesta uma artrose, nós trocamos esse joelho por uma prótese; se você obstrui um vaso, o desentupimos com um stent, ou fazemos um by-pass, se um órgão se torna insuficiente, o trocamos. Esquece, ou não tem recursos cognitivos para ver, que tudo isso são manifestações avançadas de degeneração do organismo, que por uma conjugação de fatores se manifestou mais forte num determinado local, mas todo o organismo está em dinâmica degenerativa.

Algumas pessoas, pela sua própria constituição, já têm uma tendência a dinâmicas catabólicas mais acentuadas. Independente do estilo de vida, entram em processos catabólicos mais intensos e precisam mais cuidado. Agora, o erro dietético, pelo consumo dos alimentos refinados, que levam ao aumento da insulina; o aumento do estresse do dia-a-dia, do trabalho, tudo o que chamamos de estresse, aumenta os hormônios cortisol e os hormônios tiroidianos, e isso joga o organismo na dinâmica catabólica.

O estresse crônico é um processo continuado que leva ao desvio catabólico. É possível afirmar que hoje em dia a maioria das pessoas, incluindo as consideradas saudáveis, estão em desvio catabólico. A maioria, que estiver com algum tipo de adoecimento, está em desvio catabólico/degenerativo avançado, induzido por dieta rica em carboidrato insulinêmicos (aumentam a insulina), somado ao estresse psíquico, à poluição, infecções crônicas, focos etc.

Existem algumas maneiras conjuntas de se reverter o desvio catabólico:

1) através de uma abordagem individualizada, corrigir a alimentação, por uma dieta que reduza o peso dos alimentos que estimulam insulina;

2) reduzir o estresse;

3) regular o balanço hormonal;

4) corrigir causas biológicas, como as

disbioses, parasitoses, alergias, sobrecargas tóxicas, química ambiental, química dos alimentos, o uso continuado de alopáticos (medicamentos químicos);

5) praticar exercícios físicos;

6) sono adequado;

7) desentoxicação e limpeza da matriz;

Tudo isso precisa ser controlado para estabilizar o processo catabólico/degenerativo. Tudo começa com a sobrecarga digestiva. Há um aumento do volume dos intestinos, devido à retenção de gases e fezes nas alças do intestino delgado, com aumento da pressão intra-abdominal. Essa retenção leva à proliferação de bactérias e fungos (disbiose), com liberação de grande quantidade de substâncias tóxicas no organismo. O abdome volumoso afeta toda a postura do indivíduo. Acentua a lordose lombar (artrose e hérnia de disco), pressiona o diafragma, dificultando a respiração e fazendo um alargamento do tórax. O aumento da pressão abdominal dificulta o retorno de sangue e linfa dos membros inferiores.

Ao lado do aumento do volume intestinal, geralmente temos o aumento da gordura intra-abdominal (visceral) e da gordura na parede abdominal. Uma notícia dramática, triste de dar, é que o obeso perde em média 15 anos de vida, mesmo que seus exames de sangue estejam normais.

Outra questão, que contrapõe a tese lipídica/colesterol, são os estudos sobre a dietética humana. Segundo a medicina oficial, as gorduras animais (gorduras saturadas) seriam ricas em colesterol e, portanto, as grandes causadoras da doença coronária. Estudos mostram que as populações que mais ingerem gorduras saturadas têm menos doenças coronarianas. Na França, por exemplo, se consome mais gordura animal do que nos Estados Unidos, e a França chega a ter um décimo de doença coronariana em relação aos Estados Unidos. Os franceses da região de Gascony (um centro produtor de patê) que contém uma grande quantidade de manteiga e gordura do fígado, tem um vigésimo da doença coronariana em relação aos americanos. A dieta do mediterrâneo tem uma grande quantidade de gordura animal, tem também a gordura monossaturada, do azeite de oliva. Portanto, a dieta americana rica em gordura vegetal poliinsaturada, derivada da soja e do milho, divulgada fartamente como "low" colesterol, produz muito mais doença coronariana. As gorduras poliinsaturada ricas em ácidos graxos trans são, na verdade, os grandes causadores da inflamação dos vasos, conforme a tese da placa vulnerável hoje já amplamente aceita pela cardiologia oficial.

Vários estudos têm revelado que o consumo da manteiga baixa o índice de doença coronária, enquanto o consumo de margarina (rica em ácidos graxos trans) o aumenta. Não é por acaso que, recentemente, as autoridades sanitárias estão obrigando a indústria alimentar a colocar no rótulo dos produtos o aviso da presença de gordura trans.

As doenças degenerativas arteriais são as grandes responsáveis pelo o adoecimento e morte nos dias de hoje. O enfarte é a primeira causa de morte. Derrames cerebrais (AVC), aneurismas, obstrução periférica de membro inferior, obstrução de carótidas, são todas doenças resultantes da degeneração da estrutura da artéria.

Para a medicina integrativa, o processo do adoecimento cardiocirculatório, o que acontece na rede arterial do indivíduo, nada mais é do que um processo degenerativo. O vaso, uma artéria, é uma estrutura complexa que trabalha num nível de tensão e estresse mecânico muito maior do que uma veia. Sobretudo a artéria do coração. O coração, quando faz a sístole (contração) e a diástole (relaxamento), traz a artéria junto, torce a artéria, isso significa um estresse mecânico muito maior do que no restante das artérias do corpo. Ali o processo degenerativo vai acontecer precocemente, caso a estrutura da artéria não esteja em condições de suportar o estresse.

Ao funcionar o organismo sempre provoca desgaste (catabolismo), mas ao mesmo tempo promove a regeneração (anabolismo). Se o desgaste da artéria coronária for maior que a regeneração, ela irá perder estrutura, degenerar. Geralmente, há um adelgaçamento da camada interna da artéria (endotélio), e uma deterioração da camada média composta pela trama colágena, que dá resistência à parede arterial. Compare a camada média como se fosse aquela trama que existe nas mangueiras de alta pressão. A degeneração da artéria é um risco significativo para o organismo, pois ela pode furar e perder todo o sangue.

Como apaixonado por aventuras marítimas, histórias de velejadores que me inspiraram a construir um veleiro com as próprias mãos, li o que acontecia com marinheiros numa certa altura dos descobrimentos mundiais, o escorbuto agudo, no qual o déficit de vitamina C levava a uma degeneração aguda da camada média colágena e o marinheiro sangrava por todos os poros. Contribuía também o severo estresse a que os marinheiros eram submetidos. Mas a natureza criou vários mecanismos para evitar a catástrofe de furar uma artéria. Por exemplo, quando a camada interna endotelial (eletronegativa) se adelgaça e cria pequenas fraturas, a carga positiva da camada média provoca a aderência dos elementos sanguíneos, todos carregados eletronegativamente. Quando a trama colágena da camada média se fragiliza, o organismo deposita nos sítios abertos pela decomposição da trama colágena as lipoproteínas.

Numa fase mais avançada, as células da camada muscular externa migram para a camada média, podendo chegar até a luz da artéria. Todos os três movimentos acima descritos são remendos que o organismo usa para dar suporte a uma artéria que está perdendo a sua estrutura (degenerando). Todos os três movimentos levam à formação de placas, mas, se não fossem as placas, as artérias furariam e o indivíduo morreria. Aí vem a medicina oficial e diz que a causa do infarto é a placa. Ora, não haveria placa se a artéria estivesse íntegra, a placa foi um remendo que o organismo fez numa estrutura degenerada. A causa da doença cardiocirculatória é a degeneração da estrutura da artéria e não a placa, essa é salvadora.

Portanto, nem o colesterol e nem a gordura saturada são as causas da doença arteriosclerótica. A literatura sobre nutrição nos dias de hoje é volumosa, felizmente, mas para citar apenas uma fonte emblemática, o livro publicado em 1967, Vida sem Pão, do austríaco Wolfgang Lutz. Ele foi o primeiro a alertar sobre o papel degenerativo dos carboidratos refinados, e sobre o mito da tese lipídica. Após ele vieram o Dr. Robert Atkins (1972) "A Nova Dieta Revolucionária do Dr. Atkins", logo após (1975) Pierre Dukan tocou no mesmo ponto com o best Zeller "Não Sei Como Emagrecer", só para citar alguns autores, médicos e pesquisadores que impactaram sobre o assunto "degeneração, obesidade, e perigos do excesso dos carboidratos..."

E aqui somos obrigados a tocar novamente nesse ponto nevrálgico – a indústria farmacêutica. A tese do colesterol permaneceu de algum modo adormecida até a década de 1980, pois não havia remédio para baixar o colesterol, ou os que existiam funcionavam mal, não produziam efeitos. Quando a indústria farmacêutica descobriu um remédio para baixar o colesterol (as estatinas), a tese do colesterol foi ressuscitada com uma força monstruosa. Hoje domina corações e mentes pelo esforço de Public Relation. A indústria farmacêutica transformou as estatinas no medicamento mais vendido no mundo. Analisemos a manchete de uma reportagem de O Globo (2013):

Novas diretrizes devem aumentar uso de estatinas nos EUA — Entidades recomendam remédio para colesterol a quem tem risco de derrame. A prescrição de estatina não deve se guiar só por nível de colesterol, defendem.

É deste modo que a mídia influencia a opinião pública, primeiro sobre a existência de uma suposta bala mágica que poderia eliminar um inimigo, como se houve exatamente um único inimigo concorrendo para uma problema de saúde no indivíduo, sem esquecermos que não somos indivíduos idênticos; em segundo lugar o modo como o consciente coletivo poderá reagir à informação jornalística, lembrando que jornalismo é "informação" também, esclarecimento, ou deveria sê-lo.

As estatinas, só nos Estados Unidos, representam 24 bilhões de dólares em vendas, da indústria farmacêutica. As estatinas são realmente muito eficientes para baixar o colesterol, porém não alteram quase nada a evolução da doença aterosclerótica. Estudos mostram que mesmo baixando o colesterol, a evolução da placa não se modifica. A estatina baixa o colesterol porque bloqueia uma enzima que produz o colesterol a partir de duas moléculas de Acetil Coenzima A. Mas, esse bloqueio não reduz apenas a síntese de colesterol. Há uma fartura de literatura médica que contesta as estratégias sobre a problemática "colesterol bom e ruim", mas a medicina oficial prefere silenciar sobre esse debate.

Em síntese, o colesterol é o precursor dos hormônios esteróides, da Vitamina D e dos hormônios sexuais. Potente antioxidante. A membrana celular e o cérebro possuem alta concentração de colesterol; o leite materno e riquíssimo em colesterol; o colesterol protege a mucosa intestinal, sensibiliza os receptores serotonínicos; é o grande produtor dos sais biliares.

As situações que mais frequentemente levam o organismo a aumentar a produção de colesterol são as situações de stress continuado e os déficits de hormônios sexuais. Ambas situações perfeitamente compreensíveis sob o ponto de vista fisiológico, pois o colesterol é o precursor dos hormônios de estresse e dos hormônios sexuais. Baixar o colesterol com drogas tóxicas sem atuar na verdadeira causa que levou o organismo a aumentar a produção de colesterol, não pode ser chamada de uma atitude inteligente. Não são as gorduras que contêm colesterol em maior concentração e sim as carnes. As tentativas de se baixar colesterol pela dieta pobre em gorduras são escassas em resultados.

O colesterol já se tornou um verdadeiro mito para a medicina oficial. Mas na terapêutica, não se trata de um mito autêntico da cultura e sim o resultado de um engenhoso trabalho de Public Relation da indústria alimentar e farmacêutica. E somos todos tão enganados dia a dia diante das gôndolas de supermercado quanto dos balcões de farmácias. Eu trabalhei como executivo de contas publicitárias internacionais, dos segmentos alimentícios e de beleza, que está infelizmente bem próximo do seguimento de nutrição e saúde, e não menos longe do setor de agrotóxicos. Posso afirmar que todos os truques subliminares possíveis são utilizados para despertar o desejo e estimular a decisão de compra por impulso, estímulos que vão desde cores quentes, atraentes, a detalhes que inspiram sensualidade e posicionamento à distância do campo de visão, se esgotar os artifícios... Não menos ardilosas, ainda que aparentemente benéficas, são as estratégias globais de grandes conglomerados, internamente reduzidas a siglas como EHS, sobre saúde e segurança. É, na verdade, o ativo das empresas a proteger, não exatamente o trabalhador, o indivíduo, a saúde do ambiente total.

Outra sobrecarga crônica do sistema cardiocirculatório é a hipertensão arterial. O diagnóstico de hipertensão é o mais fácil da medicina oficial, porque é um diagnóstico quantitativo. Basta você colocar um aparelhinho de medir a pressão no braço do indivíduo, e sabe-se na hora se ele está com a pressão alta. Há inclusive enfermeiros em shopping centres tomando a pressão de passantes, fazendo publicidade de clínicamédicas ou remédios mesmo. Daí em diante é um festival de incompreensões tanto de médico, quanto de cliente/paciente.

Geralmente, no diagnóstico inicial, as pessoas fazem alguns exames, para ver se têm doença suprarrenal, do rim, ou vascular (hipertensão secundária). Mas a grande maioria dos hipertensos é classificada de essencial, que é o termo usado pela medicina quando não se sabe a causa.

MORGAN SPURLOCK, DIRETOR DE CINEMA E ATOR, "SUPER SIZE ME" (QUE NO BRASIL RECEBEU O SUBTÍTULO – APROPRIADO – DE "A DIETA DO PALHAÇO"), É UM DOCUMENTÁRIO SOBRE HIPERTENSÃO, E PRINCIPALMENTE DIETÉTICA. ALIMENTOU-SE EXCLUSIVAMENTE DE PRODUTOS MC-DONALD DURANTE UM MÊS. ANTES DA EXPERIÊNCIA MASOQUISTA, ASSIM DEFINIDA POR ELE MESMO, ESTAVA COM EXCELENTES PADRÕES DE SAÚDE, PASSOU POR EXAMES MÉDICOS E SUA PRESSÃO ERA NORMAL. JÁ NOS PRIMEIROS 15 DIAS SUA PRESSÃO ERA 14 POR 9,5. NO FINAL DOS 30 DIAS FOI A 160 POR 95 E 100.

Alguns dados interessantes são destacados nesse filme: a cada dia, um entre três americanos visita um restaurante de fast-food. Dois em cada três americanos adultos estão acima do peso ou são obesos, 60% da população.

Uma pessoa tem que caminhar por sete horas ininterruptas para queimar as calorias de um sanduíche, com batata frita e refrigerante do McDonald. Nos Estados Unidos se come mais de um milhão de animais por hora. Uma em cada três crianças irá desenvolver diabetes durante a sua vida. A obesidade irá ultrapassar o tabagismo como *causa mortis* na América. A obesidade está relacionada a hipertensão, doença coronariana, diabetes, infarto, osteoartrite, problemas respiratórios, mamas, câncer de próstata e cólon, resistência insulínica, asma, reprodução anormal de hormônios, disfunção da fertilidade, entre outros males.

No website da Organização Mundial da Saúde (WHO), agência da ONU, sob o título "Desafio", inicia o texto: "Na outra extremidade da má nutrição, como um dos mais graves problemas que a humanidade enfrenta, está a obesidade, um dos problemas mais negligenciados de saúde pública. Paradoxalmente coexistem os dois problemas globais, a subnutrição e a epidemia de obesidade global. A obesidade é um problema complexo e um dos mais sérios de dimensões sociais e psicológicas que atinge todas as faixas etárias e classes sócio econômicas em ambos os países, desenvolvidos e em desenvolvimento.

Já em 1995, havia uma estimativa de 200 milhões de adultos obesos ao redor do mundo e aproximadamente 18 milhões de crianças abaixo de cinco anos de idade classificados como acima do peso. No ano 2000, aquele número já era 300 milhões de adultos (...)"

Antes de começarem a falar, a maioria das crianças já reconhecem a marca McDonald. Agora, se Morgan Spurlock tivesse ido a um médico, após se submeter àquela loucura, mas não dissesse que era o famoso e satírico diretor, o médico certamente diria que ele tinha uma hipertensão, a classificaria como hipertensão arterial essencial (sem causa) e lhe recomendaria um remédio para baixar a pressão pelo resto da vida.

Ora, a hipertensão quase sempre é sobrecarga do organismo, desequilíbrio, estresse orgânico, dinâmica degenerativa, sobrecarga do sangue com o aumento da tendência aglutinadora dos elementos sanguíneos, alteração funcional da microcirculação. Ou seja, estresse de todos os tipos, metabólico, endócrino, mental, ambiental. A medicina oficial é cega para isso, pois é uma medicina lesional, que afirma haver uma causa de doença somente quando existe uma lesão. Quando as alterações são de caráter funcional ela não tem recursos cognitivos para perceber. Por isso, ela rotula o estado funcional de sobrecarga do hipertenso de sem causa (essencial). A hipertensão é, em grande medida, um problema da microcirculação. A medicina oficial foca muito a macrocirculação, os grandes vasos, e se esquece da microcirculação que é 99% da circulação corpórea. A microcirculação é formada por capilares menores que um fio de cabelo. Bom lembrar (do capítulo acima "De Onde Viemos, Para Onde Iremos") que, o maior órgão do corpo humano, a pele, e suas três camadas, derme, epiderme e hipoderme, está ligada a 65 pequenos músculos, a outros tantos pêlos; 70 receptores do calor; 15 receptores do frio; 100 glândulas sebáceas; mais de 500 glândulas sudoríparas; dezenas de milhões de células.

O nosso sistema circulatório trabalha com o que chamamos de circulação efetiva, que é a distribuição precisa do fluxo conforme a necessidade do organismo. O que é isso? Nós temos cerca de 5,5 litros de sangue. Se os capilares (os vasos pequenos) da perna de um adulto abrissem ao mesmo tempo, todos esses 5,5 litros ficariam nessa perna.

Se tivéssemos que manter todos os vasos cheios ao mesmo tempo, teríamos que ter um volume muito grande de sangue, certamente mais de 30 litros. Não existiria bomba (coração) para bombear esse volume de sangue.

Daí a importância da regulação do organismo na distribuição do fluxo. Quando se caminha, aumenta o fluxo para os músculos, quando se alimenta, aumenta o fluxo na barriga e assim por diante. Quando você toma remédio para dilatar os vasos, o organismo reage aumentando o volume de sangue. Isso tende a sobrecarregar o coração que passa a trabalhar com uma coluna líquida maior.

Mesmo você baixando a pressão, como se fosse um encanador controlando válvulas de um sistema hidráulico complexo, forçará um nível de sobrecarrega pela volemia sanguínea. Num segundo tempo o aumento do volume vai produzir um aumento da pressão, daí o uso de uma segunda droga, geralmente um diurético. A medicina oficial prescreve um diurético com uma facilidade enorme, e não vê qualquer consequência para o organismo. Ora, o diurético vai perturbar o processo extremamente complexo do filtro renal e, certamente, consequências para o metabolismo quase sempre aparecem.

O patologista alemão Helmut Heine diz ser o rim o cérebro do metabolismo corporal. O sangue é um líquido extremamente complexo, que carreia uma quantidade impressionante de colóides e elementos celulares. Uma solução como essa trabalha muito próxima a um ponto que pode levar à aglutinação.

Temos mais de cinco milhões de hemácias por milímetro de sangue, sem falar nos glóbulos brancos, nas plaquetas, e em toda sorte de proteínas, de minerais, de anticorpos, enfim, uma massa de colóides que tem de se manter fluida.

A abordagem baseada na dinâmica dos colóides é chamada de Potencial Zeta, carga elétrica do sangue. Numa pessoa sem enfermidade, que poderíamos classificar de "normal", o sangue está na faixa de −15 a −30. Na maioria das pessoas com sobrecarga esse potencial está na faixa de −15. Quando o sangue está em torno de −13, dois pontos abaixo, já entra em estado de agregação importante, aglutinando-se. Quando você sobrecarrega o organismo, e a maioria das sobrecargas são catiônticas, você "engrossa" o sangue, o torna menos fluído, e a microcirculação torna-se bastante comprometida. Quais são os grandes sobrecarregadores do sangue com cargas positivas catiônticas? O excesso de sal de cozinha, sobretudo vindo dos alimentos industrializados, que além de promover a sobrecarga catiôntica, sobrecarrega também os rins. Os poluentes ambientais: gases dos motores a explosão, os metais pesados etc.

Mas, a substância que mais promove a aglutinação do sangue é o cátion Alumínio. Estamos expostos ao alumínio através das panelas, das latas de refrigerante e cerveja, de alimentos, dos desodorantes, do resíduo da água tratada com sulfato de alumínio, dos cosméticos e até de medicamentos – antiácidos à base de alumínio. A dinâmica dos fluidos do sangue é fundamental para se explicar a hipertensão arterial. Por isso nós chamamos a hipertensão de síndrome cardiorrenal, o processo de sobrecarga do sangue que impacta o rim, o filtro do sangue, sob o ponto de vista dos colóides. O fígado é o filtro do sangue, das toxinas lipossolúveis, e o rim das hidrossolúveis. Quando o sangue sobrecarregado passa pelo rim, ele suja o filtro e aumenta o trabalho desse órgão.

Portanto, o processo não é simplesmente cardiocirculatório, é cardiocirculatório-renal.

Quanto à terapêutica, devemos promover uma regulação da dietética. Primeiro, baixar a ingestão de sal. Não há a necessidade, nem é bom, de se comer uma comida insossa, mas simplesmente reduzir a excessiva e desnecessária sobrecarga de sal.

As pessoas que se alimentam de produtos industrializados ingerem cerca de 20 a 30 gramas de sal por dia. É uma carga volumosa.

Uma alimentação normal tem em torno de quatro gramas de sal. Segundo, tirar a carga de aditivos alimentares químicos, resíduos de alumínio; aumentar a ingestão de água, de preferência com o ph adequado, próximo de 7, na dúvida entre uma e outra, opte por mais e não menos do que 7 e, se possível, e carga elétrica negativa, por fim, beba água hidrogenada. Não precisamos nos tornar físicos, na acepção acadêmica do termo, felizmente a água de qualidade vem ocupando cada vez mais a guerra pelas gôndolas de supermercados, e nessa guerra podemos ganhar dividendos, lendo corretamente a artilharia de informação que os concorrentes utilizam uns contra os outros, nos ensinando, mais do que nos matando. Há aparelhos, aditivos, sistemas, filtros, métodos, um arsenal de benefícios ao nosso dispor. As pessoas que buscam a medicina do antienvelhecimento, preventiva, devem se concentrar no balanço da dinâmica metabólica, corrigir a sua matriz, desintoxicar o organismo, acertar a dinâmica básica dos hormônios, o balanço hormonal, para regular a relação anabólico/catabólico, e, se estiverem de algum modo adoecidas, regular esse adoecimento, revertê-lo, antes que seja irreversível.

Também de nada adianta tomar super carga de suplementos e vitaminas e estar em dinâmica catabólica, o organismo não fará nada com esses suplementos. Igualmente não adianta pedir isso a um fumante, ou a uma pessoa que não consegue evitar o estresse, não consegue regrar a sua dieta. Esses problemas, mal hábitos e vícios devem ser eliminados, em primeiro lugar.

Não espere aparecer um sintoma de adoecimento, não procure o check-up, busque a dinâmica metabólica independente de sinais de doenças. Aprenda com o seu organismo, ele é um sábio.

É perfeitamente possível perceber o estado metabólico do organismo de uma pessoa com equipamentos inofensivos. Essa é a grande medicina preventiva, *anti aging*. Pouquíssimos médicos sabem disso, a grande maioria faz o raciocínio na lesão instalada, e trabalha com as drogas de bloqueio, de supressão. Agrava o estado de saúde do paciente ao dar continuidade a um processo de desequilíbrio funcional.

O embrutecimento pandêmico

Ao perder o elo com a natureza, a medicina oficial tende a isolar o homem, como faz com um vírus, isola suas partes vitais e trata-as por departamentos. É urgente reencontrar esse elo e devolver o homem ao seu habitat e *modus vivendi* naturais, livrá-lo, libertá-lo do mundo artificial. Mesmo aceitando sermos, cada um de nós, um grão minúsculo de poeira cósmica, não sejamos isolados numa placa sob o microscópio ou encerrados num byte de dados de computador, mas soltos ao ar livre.

A ciência e todos os supostos avanços que a humanidade pensa ter conquistado até esse primeiro quarto do século XXI representam um papel e cenário errados como atores e peça mágica que é a existência humana, como se o script original fora descartado, o final feliz para todos não seja mais o objetivo vida. Para mim isto é fruto de um embrutecimento, uma desistência da inteligência e capacidade individual de cada ser humano. Estou convencido de que o afastamento da natureza e de qualquer processo natural é ao mesmo tempo um afastamento da inteligência. Pois, a essência da vida neste mundo é o viver bem, em harmonia, sinônimo de busca do equilíbrio, e isto só é alcançado na plenitude se tudo ao redor estiver no mesmo diapasão, fizer parte de uma equação única, na mesma tendência, com o mesmo objetivo e princípio de vida.

Ao publicar este livro em plena pandemia COVID-19 me perguntei honestamente várias vezes, desde a segunda semana de janeiro de 2020, durante os primeiros oito meses, entre outras coisas, como o surgimento de um vírus, entre centenas de milhares que existem entre nós há vários séculos, de repente produz reações globais a ponto de um dos hábitos mais saudáveis e necessários entre as pessoas ser, finalmente, equiparado às necessidades mais básicas da vida? Me refiro ao cuidado e importância do contato (relacionamento) interpessoal, nos seus princípios mais básicos, a começar a pela higiene mais elementar. Não consta que havíamos consolidado esses bons hábitos da convivência global, incluindo a higiene. Mas de uma hora para outra, passamos a conversar sobre o assunto, isto passou a ser a nossa preocupação principal do cotidiano.

Num primeiro plano de raciocínio, para tentar entender o que se passa ao redor, fortaleci a teoria que vinha desenvolvendo a certo tempo, antes disso tudo, de que o embrutecimento dos indivíduos atingiu um estágio ótimo de manipulação. A capacidade da engrenagem social atingiu um dado potencial que tornou possível ao indivíduo, de qualquer faixa etária, gênero (das centenas de gêneros aceitos atualmente), credos, ideologias, classes sociais, nacionalidades e culturas, apreender um naco, ínfimo, de uma realidade qualquer, ou até mesmo irreal, "fake" se preferir, e pensar o todo, segundo o seu prisma relativo, ou intenção.

Eu venho chamando esse fenômeno de "Fractalização Inversa". Isto é, enquanto um fractal representa a consistência de um todo a que ele pertença, a Fractalização Inversa, na sociedade, é a capacidade de um único indivíduo pensar que pode apreender, alcançar, entender, o todo, com apenas uma parte irrisória de uma dada realidade. Ora, para quem conhece um pouco de mídia, poder da comunicação social, das ferramentas de difusão, e das armas da publicidade, utilizar esse fenômeno para um pré-determinado fim é um passo, curto até.

Um dos primeiros impactos dessa

problemática é que há pessoas tomando decisões em suas vidas, no plano diário e em etapas futuras, baseadas nessa Fractaliza Inversa. Mais ainda: as pessoas interagem com base na Fractalização Inversa. Pior, os verdadeiros tomadores de decisão, em planos superiores da sociedade – i.e. empresários, governantes, investidores – também estão impactados por essa Fractalização Inversa, a diferença é que utilizam os impactos da Fractalização Inversa ardilosamente com o objetivo de lucro financeiro.

Coloquemos esse fenômeno em funcionamento durante a eclosão de algo desconhecido que possa matar pessoas ao redor do mundo. Algo que durante um certo tempo não tenha antídoto, prevenção por uma droga, posto que a humanidade, como vimos neste livro, ficou refém de drogas químicas. Sem discutir a classificação que foi dada ao tal vírus da COVID-19, aceitando que seja de fato diferente dos víruses conhecidos que eram atacados por "composições similares a eles mesmos" internalizadas no organismo humano, neste caso o SARS-Cov-2 seria uma singularidade coronavírus combatido apenas através da tecno-metodologia do processo de síntese bioquímica, que atua no RNA, e não por uma combinação do vírus em si contra ele mesmo... A propósito, o argumento difundido é, sem cerimônia, de que a vacina RNA é mais fácil, mais barata e mais rápida de ser produzida.

Em segundo plano de raciocínio, interesses de certos setores, certos grupos e certas pessoas com poder maximizado (uma dezena e meia apenas de indivíduos ao redor do planeta) têm a direção das tomadas de decisão, de como cada um de nós deve proceder aqui embaixo, nesta hierarquia social global.

Neste sentido, cuidar da nossa saúde, cuidar da nossa liberdade, cuidar da natureza que nos rodeia, viver em equilíbrio com ela e entre nós mesmos, em harmonia e, felizes, se assim preferirmos aceitar, representando nosso papel nesta peça fabulosa que é a vida, somente é possível se rompermos com este paradigma. Qual?

Que tal concordarmos que tudo está errado? Mesmo não podendo consertar tudo o que está errado, não significa que não podemos transigir, sonhar até. Só porque tudo é muito complexo, não quer dizer que devemos escolher este ou aquele, entre o menos pior, por exemplo.

No que diz respeito ao organismo humano, nos referimos à uma Mentalidade de Saúde e, portanto, ao Ambiente Total. Logo, devemos pensar em tudo ao mesmo tempo. A organização das sociedades está errada, não deu certo; os sistemas monetários não deram certo, e este que está aí nitidamente entrou em colapso; a produção de alimentos e bens obedeceu às regras desses dois últimos e os organismos políticos que o homem criou, ou nasceram corrompidos ou cederam às fraquezas de certas células e só contribuíram para este *status quo*; sem esgotar a descrição dos escombros em que vivemos sobre a Terra, por último é possível listar que estamos soterrados numa montanha de desejos egoístas e nada humanitários. Não é uma visão pessimista, catastrófica, muito pelo contrário.

Eu acho que o homem, mesmo tendo embrutecido, cedido às mais variadas fraquezas, conseguiu construir um império de oportunidades fantásticas.

Com relação à "mentalidade de saúde" e ao "ambiente total", estou convencido de que cometemos um mesmo erro reincidentemente: cedemos à facilidade de errar em detrimento de acertar, porque acertar dá um pouco mais de trabalho, esforço. Nos irritamos com muito mais facilidade, com o esgar de alguém, do que o contentamento por um gesto ameno, de afago. Reagimos com rispidez mais rápido do que somos amáveis em retribuição ao outro. Talvez estejamos muito mais na defensiva quanto às demandas do cotidiano, o tempo todo, do que abertos, permeáveis às oportunidades que nem mesmo conseguimos enxergar em primeiro plano. Por fim, muitos de nós vive economicamente, com medo provavelmente, nos protegendo até que o perigo chamado vida passe.

Como se esses assuntos não pertencessem à esfera da medicina... Se a arte médica é cuidar da saúde do ser humano, tudo pertence à medicina, do contrário basta aceitarmos a filosofia de *"one disease one drug"*, para cada doença, uma droga. Não chegamos até aqui para resumir o equilíbrio do organismo humano de forma tão precária.

Isso, a mentalidade de saúde, é tão evidente quanto é evidente que os médicos deveriam ser um dos principais defensores da qualidade ambiental do planeta, do ambiente total.

A simples sala de espera dos consultórios médicos não devem ser um retrato da doentia relação de uma terapêutica com televisão de canal aberto – ao sabor da programação genérica durante o dia – para entreter os pacientes enquanto aguardam a sua vez, da mesma forma que a higiene não deve ser baseada na super exposição a químicos, carregados de substâncias nocivas à saúde, inclusive do médico e de seus auxiliares. A noção equivocada de limpo e sujo, de que a bactéria é o mal maior e deve ser morta, num véu semelhante ao formol, ao cloro, oxidantes que lesam a mucosa.

Já se calcula que existem, na América, cinco milhões de pessoas sofrendo da síndrome da sensibilidade múltipla à química (*multiple chemical sensitivity*). Sensibilidade às substâncias químicas ambientais, contidas em perfumes, tintas, produtos de limpeza, pesticidas, certas madeiras de móveis, tipos de tecidos, objetos, utensílios, escape de carro etc. Como pode viver uma pessoa sensível dessa forma no mundo de hoje?

Os supermercados são o paraíso da química disfarçada, contida nos alimentos e produtos de limpeza. É alarmante! Fora os produtos rotulados de biológicos ou orgânicos, 100% dos demais alimentos contêm corantes, preservantes, conservantes, substâncias que certamente a grande maioria das pessoas não tem a menor noção do que seja, mas ingerem diariamente, que vão aumentar a sobrecarga no organismo. Ah, aqueles biológicos ou orgânicos, incluindo a carne animal, verduras e o grupo alimentar dos carboidratos, nem sempre podem fugir de agrotóxicos indiretamente, das chuvas, por exemplo, ou hormônios, o caso de animais...

É obrigação do médico devolver a responsabilidade da saúde para o indivíduo, instrumentá-lo para ele reapropriar-se da responsabilidade sobre a sua própria saúde, isso é a natureza do ser humano.

Quando a palavra natureza é ligada à saúde do homem, é comum em nossa sociedade haver uma ruptura no pensamento da maioria que classifica esse discurso em dois lugares equivocados. Uma parte discriminatória se refere ao esoterismo, ou à autoajuda, como se essa tendência fosse uma aberração maior do que alguns equívocos da ciência e imposições da indústria farmacêutica. Outra parte à discrimina rotulando em tom pejorativo de medicina natural. O caso mais extremo é quando alguém ironiza que um chazinho e fitoterápicos, ou mesmo a homeopatia, não curam um câncer.

De fato, um chá não pode curar um câncer instalado, mas a medicina verdadeira será sempre natural. A medicina oficial, baseada na química e em diagnoses produzidas por imagens de máquinas é antinatural, e também "não cura" o câncer.

Outro olhar com respeito que se deve ter

é para a chamada "medicina intensiva", do leito dos hospitais, aquele médico que tem que tomar decisões sobre a vida do outro em tempo record, mas essa tragédia não pode justificar outra ainda maior, que influencia toda a gente, incluindo os que não estão sendo submetidos a tratamentos intensivos.

Para os admiradores da ciência, entre os quais, por fim, posso dizer que também sou, depois de diminuí-la diante da arte, lembramos de um comentário de Einstein: "só os idiotas não se maravilham diante do milagre da vida neste planeta". No campo complexo da ciência, a afirmação de Einstein para a medicina, poderíamos dizer que só o médico idiota não se maravilha diante do organismo humano, diante da complexidade do sistema vivo humano, da sabedoria do organismo humano.

Não existe ciência capaz de entender, no sentido de dominar, a complexidade do organismo humano. Qual ciência que dá conta da complexidade energética, biológica, emocional, psíquica, anímica, espiritual, da interação ambiental, do processo de inter-relação pessoal? São muitos os processos envolvidos na dinâmica de adoecimento, isso não está no campo das ciências. O médico apenas se apropria dos conhecimentos científicos, como também deve se apropriar do conhecimento da alma humana, que vem através dos romances, dos escritores, dos poetas, dos místicos, dos religiosos – todos contribuem para o conhecimento da singularidade do ser humano.

O médico tem o privilégio de desenvolver a arte médica diante dessa maravilha, e talvez seja o mais adequado ator social para inverter o processo de embrutecimento da inteligência humana, de interpretar a sabedoria do organismo, de comunicar-se com esse sábio organismo.

O Autor:

Luís Peazê é jornalista, escritor e tradutor. Autodidata, empreendedor natural, "globetrotter" entre 1987 e 2000 viveu e trabalhou nos Estados Unidos, Austrália, Brasil, tendo viajado a negócios pelas Américas, Australasia, África e Europa. Em 2017 radicou-se em Portugal. Foi Programador e Analista de Sistemas, professor de TI, publicitário premiado com medalhas de Ouro, Prata e Bronze, e empresário no ramo de plástico (fabricante de "active wear lifesytle products") na Califórnia e Melbourne, onde também fundou e dirigiu a Clínica Literária – consultoria, editora e agência de notícias, por 20 anos. Fundou e dirigiu o Instituto Brasil Costal (2002/2014), reconhecido pela IMO/ONU; atuou em defesa da Água, no Brasil e, na Oceanografia, contribuiu para a regulamentação da profissão Oceanógrafo (2008), difusor das questões do ambiente marinho e costeiro, foi laureado Amigo da Marinha do Brasil; construtor de embarcações clássicas, em 2009 foi nomeado Cônsul Brasileiro da Wooden Boat Foundation & NorthWest Maritime Center (USA) após exibir uma réplica (construiu 9) do clássico Herreshoff 11-1/2´. Peazê é casado com Helga Leal (1981).

Listado na **Enciclopédia Brasileira de Literatura como: escritor, jornalista e tradutor.** Entre suas obras traduzidas consta "Por Quem os Sinos Dobram" de Ernest Hemingway.

Suas obras: o *best seller* "**Alvídia, Um Horizonte a Mais**" (romance/aventura inglês/português); "Santiago and the Sea" (novela - inglês); "Crônico - A História da Crônica" (literatura); "O Elo Perdido da Medicina" (Medicina); "O Punhal de Pedra" (novela); "Heuristica do Treinador de Futebol / Heuristic Chart of the Soccer Coach" (Soccer study); "Futebol 10 x 0 no Estado de Direito" (Direito/Esporte); "Olympics in Rio 2016 in 3 minutes to VOA News" (Cobertura Jornalística das Olimpíadas Rio 2016, pela Voice of America USA); "Diálogo de Verissimo Pai com Verissimo Filho" (sátira); "Lixo Marinho" (Meio Ambiente); "Poesia em Alto Mar & Nós / High Sea Poetry & Knots" (poesia). A História do Papel (Papel Pirahy, Produção); O Mundo do Papel (Pirahy, Produção); Road Map do Café do Brasil – Inteligência do Café (Economia).

9 798687 174466